技術1割のプレゼン

プレクラ!
標準テキスト

阿部泰之
旭川医科大学病院緩和ケア診療部副部長

中外医学社

著者
阿部泰之　旭川医科大学病院緩和ケア診療部副部長

Appendix 著者
松本尚浩　医療法人社団尚誠会笑顔のおうちクリニック松戸理事長
大谷内真弓　深川市立病院麻酔科部長
平井　啓　大阪大学大学院人間科学研究科准教授
近藤昭彦　Medical Grand Osaka 代表／大正くすのきクリニック透析室長

目次

◆課外授業

まえがき

少し前のことになりますが、10年近く使っていたリビングのテレビがまったく映らなくなってしまいました。電器屋だった義父に電話し、症状を伝えましたが、基盤がだめになっている可能性が高く、おそらく買ったほうが安いだろうとのこと。「壊れちゃったなら仕方ないな～♡」とつぶやきながら、内心は喜び勇んで（既婚男性の多くはこの気持ちわかりますよね？）、当時4歳だった息子を連れて、電器店に買いに行きました。

行ったのは大手の電器店でした。小さいものから大きいもの、流行りの4Kタイプ、液晶やプラズマテレビまで、様々なものが展示されていました。しばらく眺めたあと、ちゃんとしていそうな雰囲気の（この選択はわりと大切です）店員さんに声をかけました。

ところで、これは北海道（そのなかでも旭川限定？）の特徴のような気がしているのですが、こちらの店員さんは自分から話しかけてくることがあまりありません。良くも悪くも干渉してこない。本州からこちらに越してきた頃はだいぶ戸惑いました。この人たち、売る気あるんだろ

JCOPY 498-04858

うかってね。でも慣れてくると、うるさく言い寄ってこないので、自分のペースで商品が見られていいと思うようになります。

さて、こちらは最初から〝買う気〟で声をかけました。店員さんもそれはわかったらしく、変にアピールするのではなく、商品選びをサポートするといった姿勢で付き合ってくれました。この頃、すでに私は〝人にいかにプレゼンをするか〟ということを考えていた時期だったので、その店員さんが、テレビをどのようにプレゼンするか、にも興味を持って聞きました（そんな目で見られているのがわかったら、さぞやりづらかったでしょうが）。

店員さん「本日はどのようなものを見たいと思ってこられましたか？」

―この問いかけはパーフェクト。まずは相手のニーズ、興味、関心を知ることから始める。商売でもプレゼンでも基本です。

私「1台しかないテレビが壊れてしまって。どれって決めてきてはいないんですが、すぐに届けてもらえることが大事ですね」

―こちらも今回の買い物で一番大切なポイントを聞かれずとも端的

課外授業

プロのオーディエンスになる

よいプレゼンかどうかは、全面的にプレゼンターの問題である、そう思っていませんか？　これが間違いであることに、私も最近気が付きました。プレゼンのその場は、プレゼンターとオーディエンスが、時間と場所を共有しているものです。そのプレゼンがよいものになるかどうかの責任の半分はオーディエンスにあるのです。

これは、コンサートの盛り上がりが観衆に左右されることと似ています。どんなに盛り上

に答えました。プロの客、プレゼンならプロのオーディエンスです。

この会話でスタートした店員さんのプレゼン、そして厳しい目でそのプレゼンをみる私、続きを見てみましょう。

店員さん「4Kはご存知ですか？　4Kは走査線の数が多いということなんですが、水平、まあ横向きの画素数が4000あるんですよ。それで4K、つまり4キロですね。単純計算でハイビジョンの4倍の画素数なので、めちゃくちゃきれいですよ」

私「（まあ、そのあたりはネットで調べたことあるし知ってるよなあ。）まあ、きれいなんでしょうけどね。実際、そこまできれいな必要あるんですかね？」

ここまでの会話では、店員さんはまだ、テレビの機能しか話していません（**機能レベルの語り**、41頁参照）。この時点で「わあ、4Kすげー、即買い！」という人はきっと少ないでしょう。走査線の数が4倍になることが、自分の生活をどう変えるのかわからないからです。ここまでだったら残念な店員さんになるところでした。

げるのが上手なアーティストであっても、ノッてこない観衆とでは、大盛り上がりのコンサートを創ることは難しいでしょう。

プレゼンターがプレゼンを勉強するのは当然のこととして、実は、我々はオーディエンスとなるときの勉強もしないといけません。つまり、プロのオーディエンスを目指すということです。プレゼンターのプレゼンとオーディエンスの反応に正の循環が起こるような場が、望ましいプレゼン環境ということができるでしょう。

しかし、その後

店員さん「まあ、たしかにそうですよね。きっと８Ｋとか16Ｋとかいうのもいずれ出てくるんでしょうけど、画質はどこまでよくなれば人間は満足できるのかわかりませんよね。ただ、ちょっと見比べてみてください。こちらが普通のハイビジョンです。そして、これが４Ｋ。いかがです？　４Ｋを見てからだと、もうハイビジョンが物足りなくなりませんか。スポーツはご覧になりますか？　もう少しでオリンピックですけど、この４Ｋで見たらいいと思いませんか」

私「たしかに……。一度４Ｋ見ちゃうともうハイビジョンには戻れない感じですね……。あ、ただ、うちはあまりスポーツ見ないんですよね。子どもがアニメ見たりとか、そんなもので。それでも画質は重要ですかね。いや、こうやって比べて見ちゃうと少しの値段の違いなら４Ｋかな」

ここで店員さんはテレビの機能だけではなく、その機能を使ったときの効用を話しだしました（**効用レベルの語り**、41頁参照）。残念ながら、スポーツをたいして見ない我が家にとっては、「オリンピックがきれいに見られる」というよくある決まり文句は響いてきませんでした。相手のニーズにぴったり合った言葉を投げ込むのは難しいですよね（これはプレゼンでも同じ）。ただ、実際に見比べてみて、走査線の数が増えたことの効用を実感できたことは、私の足をレジに一歩進めることになりました。

そんな話をしているうちにも、やんちゃな4歳の息子は、そのあたりを駆け回っており、何度か連れ戻す必要がありました。

それを店員さんはちゃんと見ていました。

店員さん「あ、このメーカーのには、動画配信サイトにすぐとべるボタンがついてるんですよ。ほら、こんなふうに（動画配信サイトが映る。それと同時に息子は釘付けとなる）。私も子どもがいるんですけど、家ではうちの子もこればっかりですね。テレビばかり見せてもと思うんですけど、どうしてもこれに頼ってしまうことも多くてですね……」

私「ああ、これは、ちょっと、正直いいかも。そうなんですよ。テレビばかりに頼ったらだめだっていうのもわかってはいるんですけど、頼らざるを得ないことも多いですよね。最近のにはそんな機能もついてるんですねえ」

店員さん「ええ、これが良くて買っていかれる方も多いですね。特にお子さんがいらっしゃる方は。こっちのメーカーのでも見られるんですけど、さっきのみたいに、ボタン1つでできるようにはなってないですね」

ああ、これが**未来レベルの語り**（41頁参照）だ、このときそう思いました。機能や効用止まりではなく、それを選択することで、よりよい未来が想像できる、そんなプレゼン。もちろん、子どもをおとなしくさせるのに動画を見せるのは、できればしたくないことではあるけれども、それに頼らざるをえないことだってある。そんなときこれは便利かもしれない。この店員さんの言葉で、私はうかつにも、子どもと一緒にゆったりと食事をしているそんな未来を想像してしまったのです。

で、最終的には、その動画配信サイトが見れるテレビを買うことにしました。

もちろん、電器店で買い物をしたことは何度もあります。でも、こんなふうに、プレゼンに注目して店員さんと話したことはありませんでした。私たちはただ気づいていないだけなのです。実は、このように世の中にはプレゼンがあふれています。そして、私たちもプレゼンをする側になります。この店員さんがどこまでプレゼンを意識してやっていたかはわかりませんが、できれば、自分がプレゼンターになったときには、その相手に幸せがやってくる、そんなプレゼンがしたいものだ、こうした思いを持ってこの本を書きました。

少しでも皆さんのお役に立てれば幸いです。

では、始めましょう！

本書では本文と別に以下のような項目を設けました。併せてご覧下さい。

◆課外授業　本筋ではないけれど、読むと本文がもっと面白くなるお話です。息ぬきにどうぞ。

◆指導のポイント　プレゼンターを育てる指導者向けのポイントをまとめました。各章末にあります。

◆脚注＊　専門用語などの少し難しいワードを、＊印で解説しています。

JCOPY 498-04858

はじめに

実は、私たちは毎日のようにプレゼン（プレゼンテーション）をしています。［presentation］というのは、相手に対して、発表したり、披露したり、提示したりする行為の総称です。仕事をしている日、人と会っている日であれば、誰かに何も伝えず1日を終えることは難しいでしょうから、やっぱり私たちは日々「プレゼン」しているのです。

私のように医療に関わる人であれば、例えば、講演会や学会、講義はもちろんのこと、他の医療者に患者さんのことを紹介することも、患者さんやその家族に治療やケアの提案をすることも一種の「プレゼンテーション」です。同じことは、医療を、介護や福祉、教育や法律などの分野に置き換えても言えることでしょう。しかし、いかにプレゼンをするのかということは、学校では教えてもらえません。また、現場に出てからもプレゼンをトレーニングしたり、フィードバックをもらう機会はほとんどありません。

ビジネスの世界では、プレゼンの仕方が業績に関係するため、プレゼンテーションに関わる講座やセミナーが盛んに行われています。また、ＴＥＤに代表されるようなプレゼンテーション自体を楽しむような取り組みも増えてきました。プレゼンテーションに関わる本も多数ありますがそれらの多くはどういうプレゼン計画を立てるか、わかりやすいスライドはどう作るか、といったテクニックを紹介するに留まっています。

しかし、本当にいいプレゼンをしようと思うのなら、そもそも「プレゼンテーションとは何か」「よいプレゼンってどういうものか」ということを深く追求しておく必要があると私は考えています。それは、プレゼンの場面も内容も、目的も、人それぞれだからです。しかし、プレゼンを突き詰めて考えると、大切なことは共通しています。この本は、その共通する大切なことを書いたものです。これはすべてのプレゼンに通用する考えです。すなわち、今この本を読んでいるあなたにも絶対に必要なことですから、読んで損をすることはありません。安心して読み進めてください。

繰り返しますが、これは技術集ではありません。プレゼンとは何かを考えることから始め、プレゼンの本質を掴むことを目的としたものです。それゆえ、内容を自分のなかに落としこむのには、少々苦労するかもしれません。しかし、この本質を自分のものにできたとしたら、きっとあなたのプレゼンは根本から変わることでしょう。

皆さんの素敵なプレゼンを目にする日を楽しみにしています。

プレゼンとは何か

1

時限目

1 period

1 相手の良き変化を促す

『プレゼンとは何か』というように、物事の根本を考えておくことはとても大切です。「プレゼンとは何かって、そりゃ発表のことだろう」そう言う人がいるかもしれません。しかし、では、発表とは何か、何のためにするのか、さらにそう考えてみると、それに答えを出すのは意外と難しいものです。

では、私たちはどうしてプレゼンをするのか、という問いかけに変えてみましょう。私たちはプレゼンをすることで何を期待しているのでしょう？「理由なんてない、上に言われて仕方なくやってるだけだ」「自分が言いたいことを話してスッキリすればそれでいい」。まあ、そんなプレゼンも否定はしません。ただ、忘れてはいけないことがあります。

特に専門家が自分の専門分野のことを話すのであれば、その相手、オーディエンスは皆さんから強い影響を受けているということです。それはプレゼンターが影響を与えようという意図のあるなしにかかわらず常に起こっています。いや、起こってしまっています。では、どうしても影響を与えてしまうというのなら、それは良い影響であったほうがいいわけです。すなわち、プレゼンというものの本質、そして目標は、相手の良き変化を促すものだということができるのです。

相手のその変化は、内面的に考えや認識が変わることも重要ですが、できれば、その人の「行動」が変わるほうがより良い変化だと私は思います。これを行動変容と言います。私たちが何かを学ぼうと思うとき、私たちは自分自身に、行動変容が起こることを期待しています。学んで、自分に良い変化が起こり、行動が変わり、それによって、未来を良くする、それが学びのモチベーションとなっています。だから、プレゼンは広い意味での教育であり、学習ということもできますね。

2 それによって社会を変える

相手の認識が変わり、行動変容が起こる、それがプレゼンの本質であり目標であると説明しました。しかし、どうせならもっと大きな変化を目指してみましょう。社会は個人の行動の集まりということができます。では、個人の行動変容がいくつも重なったらどうなるでしょう。そう、社会が変わります。大げさに思われるかもしれませんが、やりようによっては、皆さんのプレゼンが社会を変える力を持つのです。アップル社の故スティーブ・ジョブスしかり、バラク・オバマ元米国大統領しかり、良いプレゼンは常に社会を変え、時代を作ってきました。まあ、そこまで大きくなくとも、せっかく頑張ってプレゼンをするのですから、小さくていいので、社会の良き変化を最終目標としようではありませんか。蟻の一穴が堅い堤防を崩すことだってあるわけですから 図1。

例えば、ある疾患の予防となる体操があったとします。皆さんは、それを地域住民に対してプレゼンすることになりました。まず目指すべきは、オーディエンス1人1人に「ああ、予防って大切よね」と思っても

あなたがする良いプレゼン

↓

オーディエンスの考え方，認識が変わる

↓

オーディエンス１人１人の行動が変わる

↓

社会全体が変わっていく

図１

らうことです。しかし、そう「思う」だけでは、何も変わりません。だから次には、その1人1人が疾患の予防として体操をするようになることを目指します。そして、皆さんのプレゼンのインパクトが大きければ、ひょっとすると、オーディエンスのなかから、その体操を地域に広げるサークルを立ち上げる人が出てくるかもしれません。さらには、その活動が広がり、行政のサポートも得て、地域全体でその体操が行われるようになる……。どうせプレゼンをするのなら、それくらいの「夢」を持ってやりたいものです。

今一度言います。皆さんがプレゼンをするのは、相手の行動変容を促すためです。そして、さらには、社会を良い方向に変えるためです。

指導のポイント

□誰かがプレゼンをするとき、特にそれが専門家であればなおさら、オーディエンスに、または社会に、少なからず影響を与えていることに気づかせる

□受講生に、これまで自分が聴講したプレゼンの中で、影響を受けたものを思い出してもらい、発表してもらう方法もある

□今一度プレゼンをするというのはどういうことか、我々が何を目的にプレゼンをするのかを、受講生それぞれが考えられるような配慮をするとよい

□図2のようなワークシートを作って、受講生に書き込んでもらう時間をとる方法もある 図2

図2 ワークシート

プレクラ！ワークシート

よいプレゼンをするために，プレゼンの本質をつかんでおくことが大切です．下記の問いに自分なりの答えを書き込んでみてください．

1. プレゼンは，そもそも何のためにするのだと思いますか？

2. よいプレゼンの条件を挙げてみましょう

・
・
・

プレゼンの基本態度

2 時限目

2 period

1 状況と目的に応じてプレゼンを変えよう：方法の原理

今回、プレゼンの文章を書くにあたり、いくつかのプレゼンテーションに関わる本を読んで、関連本も調べてみました。それで気づいたことは、多くの本に「たったこれだけでプレゼンは完璧！」とか、「世界最強のプレゼンテクニック」「これさえやれば、あなたのプレゼンは魔法のように変わる」などのフレーズがついていることです。本を売るためにはしかたのないことかもしれませんが、これは看板に偽りありと言わざるをえません。だって、どんな相手、どんな状況でも上手くいくプレゼンテクニックなどないのですから。

ただし、まだ諦める必要はありません。どんな場面でも通用するプレゼンのスキルはありませんが、「状況と目的に応じてプレゼンを変える」という態度を持つことは、ある意味で最強の考え方です。皆さんが最高のプレゼンターとなるには、この「状況と目的に応じてプレゼンを変える」ことを常に意識していることが必要となります。

ＴＥＤもしくはＴＥＤトークを知っていますか？　近年日本でも、ライセンスを受けＴＥＤｘとして各地で行われるようになっていますし、ＮＨＫでも放送されたので見たことのある方が多いかもしれません。ＴＥＤもプレゼンテーションの１つです。大きな画面を前に歩き回り、ジェスチャーを多用しながらプレゼンする姿はかっこいいですよね。ＴＥＤはもともと会員制だそうです。日本でＴＥＤｘを開催するときも、申込制で多くの場合抽選となっているようです。つまり、集まってきているのは、そのプレゼンを聞きたいというモチベーションが非常に高いオーディエンスだと言うことができます。そして、ＴＥＤの目的は明確です。斬新なアイデアを聞き、広げる、それだけです。逆に言うと、アイデアを広げるという目的、ＴＥＤ独特の雰囲気を求めているオーディエンスという状況があるから、あのプレゼンのやり方が「いいね！」ということになるのです。

例えば、会議で上半期の中間決算を報告することになったとしましょう。そこで、かっこいいからといって、ＴＥＤのようなプレゼンをしたらどうなるでしょう。きっとみんなドン引きです。それは、多くの人が出席にモチベーションを持っていない「会議」という状況にも、「中間決算を報告する」という目的にも、あのプレゼンの方法が合っていないからです。基本的に、プレゼンの方法自体に良い悪いはありません。すべては方法の使い方の問題なのです。だから、状況と目的に応じてプレゼン（方法）を変えることが、プレゼンの基本的態度としてとても大切なのです。

状況と目的に応じて方法を変える、なんだか当たり前のことのように聞こえますね。そうそう、当たり前なんです。でも、人間は残念ながら、その当たり前をずっと覚えておくことができない生き物のようです。だから、私たちは何歳になっても「どうして当たり前のことができないの！」と叱られるんですね。

さて、では当たり前のことをできるだけ長く覚えておく、もしくはちゃんと身に着けるにはどうしたらいいでしょうか。その方法の1つが、一度は根っこまで深く辿って考えておくということです。これはすなわち、「哲学する」ということなのですが、あまり難しく考える必要はありません。だって、ここまでの話で、おそらく皆さんは「プレゼンは状況と目的に応じて変える必要がある、まあそうだよね、それ以上は言いようがないよね」と思っているのではないでしょうか。実は、それがすでに「哲学している」ことになっています。それ以上言いようがない、というところまで突き詰めた考え方を提示するのが、哲学の役割の1つですから。

状況と目的に応じて方法を変える、言い方を変えれば、方法の有効性は、(1)状況と、(2)目的から規定されるとなりますが、これを「方法の原理」といいます[1]。

プレゼンだって方法に違いありません。どんなプレゼンにしたらよいのかも方法の原理で考えていくことができます。

① 状況

まずは状況をよく精査することです。プレゼンにおける状況とは、

課外授業

「哲学する」ことについて

哲学という言葉を出しただけで拒否反応を起こす人がいます。何を隠そう少し前まで私もそうでした。少なくとも自分には無関係のものだと思っていました。そんな私が今や、医学部で哲学を教えているわけですから、世の中何が起こるかわかりません。

にわか仕込みの私には、哲学史を語ることはできません。そのかわり、医療における本質的なテーマについて、考え方のツールとして哲学を利用し、

どんな場所で行われるのか、どんな人たちがオーディエンスとなるのか、彼らのモチベーションはどれくらいか、興味はどこにあるのかといったものがあげられます。プレゼンをする会場やスクリーンの大きさ、音響設備の状況はプレゼンのやり方に直接影響しますし、オーディエンスのニーズは何で、どんなつもりでプレゼンを聞きに来るのかを知っておくことは、プレゼンの内容に関わってきます。そのためには、想定されるオーディエンスを事前に調べておくことが必要となります。私が講演を頼まれた際には、会場の設備を聞いておくとともに、どんな職種の人が多そうか、彼らが今困っていることは何かなどを、主催者にかなり詳しく聞きます。その場でわからなければ、リサーチをしてもらって、再度連絡をもらうこともあります。それに応じてプレゼンの内容を決めるので、場合によっては、当初の依頼からだいぶズレたタイトルや内容になることすらあります。

また、こうした環境やオーディエンス側の状況以外にも、プレゼンター自身の状況を自ら見極めることも大切です。プレゼンするテーマに関して、自分の知識や理解の程度がどれくらいか、現状を自省しておく必要があるでしょう。変に高下駄を履かず、その時点での身の丈

テーマを深めていくということをしています。例えば、「人はどうして誰かをケアしようとするのか」「死や死の恐怖とどう向き合うのか」といったテーマについて、学生が根っこまで辿って考え、自分なりの答えを出すような仕組みを作っています。自分で考えてみる、それも生半可な「考える」ではなく、頭から煙が出るくらいぐるぐる考えてみる。そして自分なりに答えを出してみる。この作業がそのまま「哲学する」ことだと思っています。

1　西條剛央．人を助けるすんごい仕組み．ダイヤモンド社．2012年．201頁

JCOPY 498-04858

にあったプレゼンを組むのがオーディエンスに対しての誠意です。そして、できれば、オーディエンスがプレゼンターであるあなたのことをどれくらい知っているか、どのような印象をもっているかも知っておきましょう。これは、たいていの場合、想像でしかなくなりますが、どんなプレゼンにするか考えるときの要素の1つです。あなたのことが事前にほとんど知られていなくても、例えば、医師という肩書きがあれば、オーディエンスは最初からプレゼンターを「お医者さん」として見ていますし、お医者さんに話してほしい内容を予めイメージして座っているものです。あなたがオーディエンスによく知られた人であれば、予告なくいつもと違う話をすることは、いい意味と悪い意味の両方で「オーディエンスを裏切る」ことになります。

プレゼンを計画する時に勘案したほうがいい「状況」を 図3 にまとめておきます。

② 目的

次に考えるのはプレゼンの目的です。プレゼンの目的（目標）は、相手の行動変容であり、それによって最終的には社会を変えると書きまし

図3 勘案したほうがいい状況

環境	会場	広さ，歩き回れるか，椅子の配置，電灯の位置など
	音響	音の響き具合，PC からの音を流せるかなど
聴衆	職種	どれくらいの割合か，特別な参加者（院長，市長）など
	モチベーション	申込制か，インセンティブ，テーマに対する興味など
	組織・地域	組織や地域の現状，何に困っているかなど
自分自身	知識・理解	自分のテーマについての知識，理解度など
	肩書き	肩書き（※それがオーディエンスからどう見られるか）
	知名度	知名度（※それがオーディエンスからどう見られるか）

た。しかし、ここでは、もう少し具体的な目的について考えてみます。目的をもたずにプレゼンをすることがあるでしょうか。さすがに無目的のプレゼンはありませんが、目的がいまいちはっきりしないプレゼンは時折見かけます。発表する義務を果たしているだけのもの、きれいに作ったスライドを見せたいだけなのではと思うもの、自分の感想を述べているだけで、オーディエンスに何を伝えたいのか不明なもの、などなど。これらに共通するのは、発表すること自体が目的になってしまっているということです。これを、「プレゼンの自己目的化」と言っています。もちろん、自己目的化*は防がないといけません。だって、オーディエンスのことは何も考えていないということですから。時間の無駄になるだけならまだマシで、場合によっては良くない影響をオーディエンスに与えるかもしれないわけですから。

また、目的に合っていない方法は害にさえなりえます。例えば、ダイナマイトは、安全が十分に確保された工事現場で使用すれば、大変便利なものですが、安全に配慮されずに使用されれば、けが人を作る方法に成り下がります。強力な殺菌剤は、菌を殺す目的で使用するから便利なのであって、それを飲み物にすれば、途端に人間を危険にさらす道具と

＊自己目的化：通常、何か事を為す際には目的があり、その目的を達成するために行動する。しかし、ときにその目的が見失われ、その行動を続けること自体が目的となってしまうことがある。皆さんの所属する組織、学会などを考えてみてほしい。果たしてそれは自己目的化していないだろうか。

なります。これくらいの例であれば、自分に限って間違いは起こさないと思う人が大半だと思います。しかし、いい道具を手に入れると、目的なしに使ってみたくなるのが人間の性なのです。プレゼンのテーマに関しても同じです。著明な効果を示す治療法、画期的な介護術、メディアでセンセーショナルに取り上げられている取り組みがあると、それがオーディエンスにとってメリットがあるかどうか考えることなしに、とりあえず伝えたくなってしまうものなのです。プレゼンという行為自体にも同じことが言えます。まるで魔法のようなプレゼンスキル、最強のプレゼンテクニックとか言われると、どうしてもそれを試したくなってしまいます。同様にオーディエンスへのメリットを勘案しないままに。プレゼンの自己目的化は避けなければならないのです。

そのためには、やはり、常に基本を見直すことが大切です。すなわち、「状況と目的に応じてプレゼンは変える必要がある」という基本に。

2　ファシリテーターであれ

普段、プレゼンをする人のことをどう呼んでいますか？　そのままいけばプレゼンターですが、例えば、講師とか先生とか呼んだりすることもありますよね。もちろん、呼び方は最終的に自由ではあるのですが、自身がプレゼンターになったときには、できれば、自分のことをファシリテーターだと考えてほしいと思います。

ファシリテーターは facilitator と書きますが、facilitate というのは、物事を手助けする、促進するという意味です。ですから、会議や研修会、セミナーなどでファシリテーターと言えば、講義をする人というよりも、適切なタイミングに介入をすることで、参加者のモチベーションを保ち、学びを促進する役割のことを言います。

それに対し、講師や先生を指すのは lecturer という言葉です。lecture のイメージは、小学校の授業を思い出すといいです。昨今は、少々様相が変わりつつあると聞いてもいますが、少なくとも本書の読者が小学校のときの授業は、たくさんのことを知っている（ことになっている）先生が、何も知らない小学生に、その知識を（多くは一方的に）与えるというものだったのではないでしょうか。それが、lecturer の仕事です。日本の義務教育では（他の国のことはほとんど知りませんが）、何を教えなければいけないのかはすべて決まっており、しかも、教えるべきこ

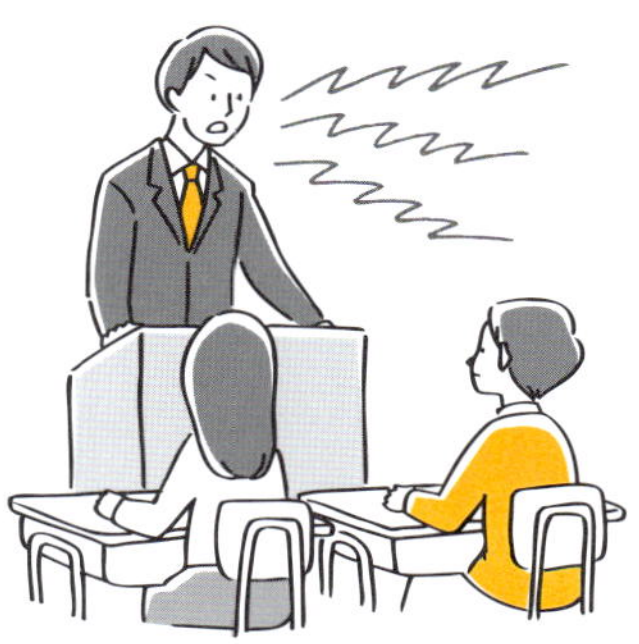

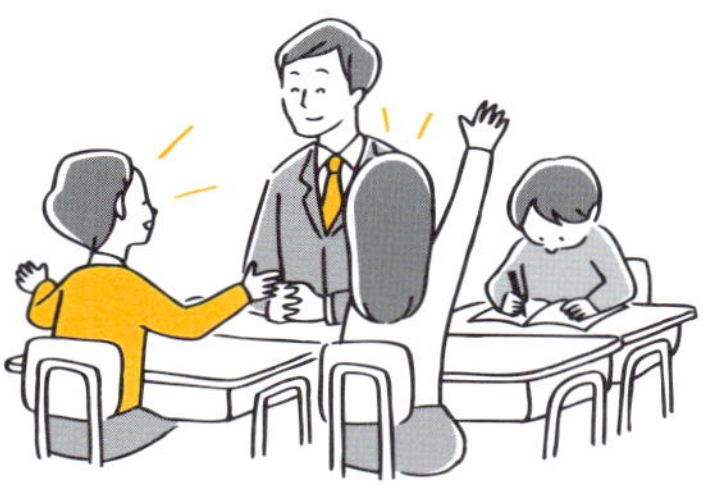

とだけで、授業時間はだいたい埋まってしまいます。ですから、義務教育は、ほとんどの場合、相手がこれこれこういう人だから、こんなモチベーションをもっているから、これを教えよう、あれを伝えよう、ということはできません。まあ、それが「義務」教育なのでしょうから、それはそれで、意味もあるのでしょう。しかし、皆さんがやろうとしているプレゼンは、義務として、すべての人にしなければいけないものではないはずです。であれば、皆さんが目指すべきは、やはりファシリテーターのほうです。皆さんがするべきことは、自分のやりたいプレゼンではありません。相手の成長を願い、相手の学びを促進する促しを意図したプレゼンです。

3 学ぶ力を促進する

facilitation にせよ、lecture にせよ、相手の学びのために行うという点は実は同じです。その共通点がわかれば、より魅力的なプレゼンを組み立てることができるようになります。先日、駅で電車を待っていたら、ある転職サイトの看板にこんな言葉を見つけました。

『なりたい自分になれる力を強くする』

これを見て、学びの本質もここにあるなと思いました。学ぶ年代によって、もちろん、やり方は異なるでしょう。幼児には幼児向けの学びがあり、大人には大人に必要な学びがあります。その内容も知識であったり、技術であったり、態度であったり、知恵みたいなものであったり、いろいろです。しかし、どの学びにも通底する本質は、学びの当事者に、今後学びを続けられる「力」をつけることが目的であるということです。もっと言えば、その人がその後生きていける力をつけることが学びの本質です。その目的から外れるなら、それは学びとは言えないでしょう。少なくともいい学びではありません。そういう観点で考えると、今の学びや教育には見直されるべき点が多々ありますね。あなたが何もしなくても楽に生きれますよ、という処世術としての学びは、ひょっとすると、かえって生きていく力を低下させてしまっているかもしれませんから。

おそらく老子*の言葉と言われていますが、「授人以魚　不如授人以漁」（人に授けるに魚を以ってするは、漁を以ってするに如かず）というのがあります。ひょっとすると英訳のほうが有名かもしれません。英語では「Give a man a fish and you feed him for a day, teach him how

*老子：中国戦国時代の思想家。後に生まれた「道教」は老子を始祖に置く。老子についての最も古い記載は司馬遷の「史記」にある。

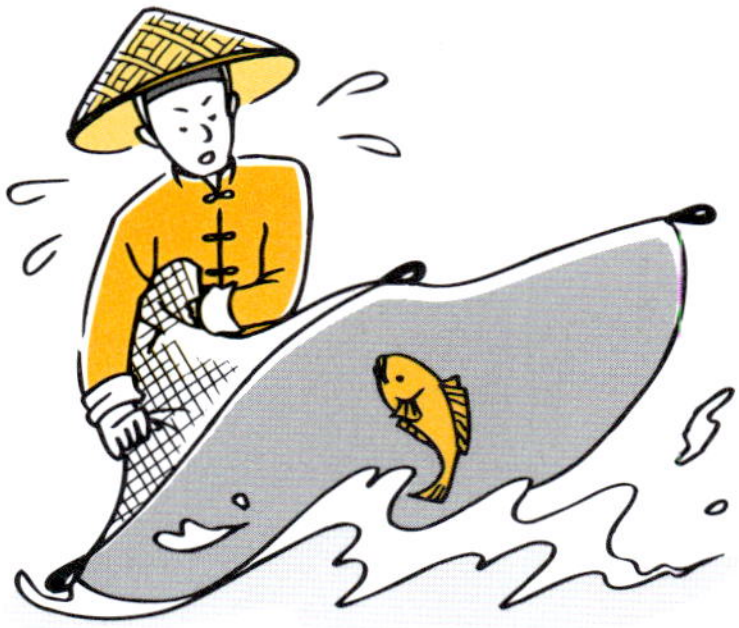

to fish and you feed him for a lifetime.」と書かれることが多いようです。我々が目指すプレゼンは、魚そのものではありません。魚の取り方を伝え、それによって、相手がその後、より多くのことを学んでいける、その力をつけてもらうために行うのです。

実は今、私が医学部でやろうとしているのもそんなことです。医学や医療の知識、技術は日進月歩で変わっていく最たるものですから、そのときの最新知識を覚えていても、何年か後にはもう役に立たなくなっていることがまれではありません。医師になってから、いかに自分自身で問いを立て、学びなおし、考えることができるかどうかが、よい医師の条件だと思っています。哲学医療*などの講義を通して、考える力、彼らが生きていく力を育む教育を始めているところです。

*哲学医療：著者の造語。「医療哲学」は通常、医療とは何かを突き詰めるものであるが、「哲学医療」は、哲学の方法で医療の根本的問題を解明する営み。

4 人間として認める―他者論

人は「認めてほしい」生き物です。プレゼンをするあなたも、プレゼンをすることで、どこか「認められたい」と思っているはずです。どうせプレゼンをするなら、「あの人はいいこと言うなあ」とか、「すごく勉強している人だなあ」とか、良い評価をされたいですよね。それは当然の心理ですし、それを否定するものではありません。ただ、ここで言いたい「認める」というのは、高い評価を得るとか、いい人だと思ってもらうとかのレベルではなく、もっと根本的な人間存在としての「認める/認められる」行為のことです。

認めたり、認められたりするには自分とは別の人が必要となりますが、では、自分とは別の人ってどんなものか考えたことってありますか? まあ、通常考えないことだとは思いますが、哲学では1つの大きな主題となっています。それを他者論と言います。フランスの哲学者、エマニュエル・レヴィナス*がこんなことを言っています。「絶対的に他なるもの、それが他者である」。自分とはぜんぜん違うもの、把握しきれないもの、それが他者だということです。それはもう、この人は違う星から来たのではないかというくらいの勢いで、まったく違うものというニュアンスです。自分と他人との違いを、いったんそこまで強く「違う」と位置付けることはとても大切です。なぜなら、それを意識していないと、人間は容易に他人を自分の理解の範疇に収めてしまい、その結果軽視することがあるからです。

*エマニュエル・レヴィナス:フランスの哲学者。ユダヤ人であり、第二次世界大戦中にホロコーストを経験した。現象学、ユダヤ思想を源流としながら、独自の倫理思想を展開した。

JCOPY 498-04858

少々話が逸れますが、ここで「いじめ」の例えを出そうと思います。相手のことを「どうせあいつはこれくらいのものだろう」「これこれこういう人間なんだろう」とわかったようになってしまうことで、相手の存在を軽視し出すことが、少なくともいじめの始まりであると思っています。学校や職場における人間関係もそうですし、患者さんや介護が必要な人との関係も同じことです。

相手の軽視がエスカレートすると、人間性の軽視に発展します。とりわけ社会的弱者に対して、悲しいかな人間は、その相手を同じ人間と見做さなくなる事態になるのです。にわかに信じがたいと思うかもしれませんが、これは今も世界中で起きています。戦争状態にある国ではもちろん、日本のように、一見平和な国であっても、障害や病気、高齢などで、しゃべれない、反応が返ってこない、向こうからは触れてこない、そういう相手を前にしたとき、人間は容易に、その相手に対し同じ人として向き合うことをやめてしまいます。ユマニチュード®*という包括的ケアのメソッドがありますが、ユマニチュードがしようとしていることは、しゃべれない、反応が返ってこない、向こうからは触れてこないという人に、人間性（Humanitude：フランス語読みではHを発音しな

＊ユマニチュード：フランスのイブ・ジネスト、ロゼット・マレスコッティによって開発されたケアの技法。「人間らしさ」とは何かという哲学に基づきながらも、具体的なケアの技法を提示している。日本では認知症ケアの分野で特に注目されている。

いので〝ユマニチュード〟）を取り戻させることです。ですから、これは、認知症の人だけに対するケアの手法なのではなく、人間と関わるすべての人（それは世の中のすべての人になりますが）にとって、大切な技術なのだと思っているところです。

さて、これはプレゼンの指南書でしたので、プレゼンの話に戻したいと思います。ただ、プレゼンといえど、人間同士の関わりにかわりはないわけですから、Humanitudeをもって他者と向き合うことは共通して大切なことです。では、プレゼンをしていて、こちら（プレゼンター）が人間と見做されないなんてことなんてあるんでしょうか？　うん、しょっちゅうあります。あなたがプレゼンをしている傍で新聞を読んでいる人がいたらどうでしょう。その人はすでにオーディエンスではありません。あなたの存在は人間というよりは、人間の形をしたうるさいスピーカーくらいにしか認識されていません。人間と見做されないというのは、そういう事態のことです。

いじめの話に戻りますと、いじめのなかで一番ひどいのは「無視」だと考えています。暴力によるいじめももちろん看過できるものではありませんが、暴力という行為はその直接性ゆえ、相手の存在を強く認める

JCOPY 498-04858

ものでもあります。青春漫画で、男同士が殴り合った結果、和解するみたいな場面がありますよね（そうした暴力を賞賛したいのではありません、念のため）。あれは、殴り合うことで、互いの存在を認め合った結末と考えられなくもないと思います。しかし、無視し合って仲良くなったというシナリオはいまだ見たことはありません。それだけ、「無視」という行為は強力な存在否定なのです。良きプレゼンターやファシリテーターである前に、皆さんはまず、同じ人間として認識してもらう努力をする必要があるのです。

そして、もっと大事なことは、プレゼンを聞いている人も「認められたい」と思っていることです。オーディエンスのことを、無視したり、無視までいかなくても軽視した態度でプレゼンをしたのであれば、それは、あなたがプレゼンターとして相手を認めていないということと同じです。そうした態度は、案外よく伝わっているものです。

オーディエンスのことを考えずに自分の言いたいことだけをしゃべるプレゼンを聞いたことがありませんか？　私はよくありますが、きまって居心地の悪さを感じます。それは、プレゼンターがこちらを認めていないのがわかるからです。私がそこにいてもいなくても、その場は変わ

課外授業

コミュニケーションの語源

これには諸説あるようです。いずれもラテン語の communicatus, communicare, comuunus など。頭に〝com〟のつく言葉をいくつかイメージしてみてください。「common（共通）」「community（共同体）」「company（会社）」「combination（組み合わせ）」などが思い浮かんだでしょうか。これをみてわかるように〝com〟という接頭辞が表すのは「共に」ということです。コミュニケーショ

らないと感じるからです。よく、人前に立ったときの緊張をほぐす手法として、オーディエンスをじゃがいもと思え、とか、かぼちゃと思え！みたいなのがありますが、あれはだめでしょうね。だって、じゃがいもとかかぼちゃとか思われてうれしい人はいませんもの。本当にそう見えたらお腹が空いちゃうかもしれないし……。オーディエンスは人間。しかもただの人間ではなく、それぞれがかけがえのない人間であり、その場にその人がいなければ、あなたのプレゼンが成り立たないという意味で、あなたのプレゼンを一緒に創り上げるパートナーといっても過言ではないのです。

コミュニケーションは常に双方向性のものですから、面白いもので、こちらが相手（オーディエンス）をよく認めながら話していると、向こうもこちらをよく認めてくれるようになります。つまり、こちらに意識を向けてくれるようになり、いわゆる〝熱心に〟聞いてくれるようになります。さらに、それが多くのオーディエンスと同時にできるようになると、きっと、あれをアーティストなどがよく言う「会場との一体感」と言うんでしょうけど、そんな感覚を持つプレゼンになることもあります。

繰り返しますが、よいプレゼンターを目指すのであれば、人間同士認

ンの語源である communicatus や communicare の意味も「分かち合う」こと、すなわち、コミュニケーションの原初的イメージは一方向的に「伝える」ことなのではなく、相手との間でイメージが「共有される」ことなのです。メディアなどからの一方向的な伝達が多くなった時代、私たちは、もともとの意味の〝コミュニケーション〟を強く意識していく必要があるのでしょう。

JCOPY 498-04858

め合う態度が必要なのです。

5　未来という価値を語ろう

次に、我々がプレゼンターとして、どのレベルの「価値」を伝えていくのか、ということについて考えてみようと思います。ビジネスの現場で12000人以上の人達にプレゼン指導を行ってきたという野村尚義氏によると、プレゼンで伝わる物事の価値には、機能レベル、効用レベル、未来レベルの3段階があると言います（まえがきにすでに登場しましたね！）。野村氏の著書『これだけ！プレゼンの本質』に倣って、問題形式で始めたいと思います。

最近発売となった、新しい鎮痛剤*があるとします。これまでの鎮痛剤にない分子構造を持っており、既存薬と比較して、痛覚伝導路*のまったく違う部分に作用するため、これまでの鎮痛剤で取れなかった痛みに効果が期待できる薬剤です。さて、この鎮痛剤の使用経験を、医療関係者に向けて話すことになりました。あなたはどのようにこの鎮痛剤を紹介するでしょうか。

＊鎮痛剤：痛み止め。消炎鎮痛剤、麻薬性鎮痛剤、鎮痛補助剤などの種類がある。

＊痛覚伝導路：痛みの通り道のこと。主として皮膚の感覚受容器（痛みのセンサー）で受け取った痛みの刺激は末梢の神経を通り、脊髄、そして最終的に脳に至って痛みを感じる。

[機能レベル]

この鎮痛剤は画期的です。これまでの鎮痛剤は皆さんご存知の通り、痛覚伝導路のＶＷレセプター*の拮抗作用*しかありませんでした。しかし、この鎮痛剤はＸＹ環という特徴的な分子構造を持つことによって、新たにＺレセプターの拮抗作用を持ち、より高い鎮痛効果を示します。

[効用レベル]

この鎮痛剤は画期的です。様々な薬剤を使ってもなかなか取れない痛みってありますよね。神経障害性の痛みはその代表です。この新しい薬は、他の薬剤にない鎮痛の仕組みをもっており、難治性の神経障害性疼痛*に対しても効果を発揮してくれます。実際に、臨床試験*において、これまでの鎮痛剤で効果不十分であった症例に対しての使用で、有意な疼痛スコアの減少を認めました。

[未来レベル]

この鎮痛剤は画期的です。この鎮痛剤を使うことによって、これまでコントロールが難しかった神経障害性の痛みがコントロールできる可能性があります。皆さんが関わっている患者さんのなかにも、なかなか良

＊レセプター：受容体ともいう。主に細胞表面の膜に存在し、特定の物質と結合して情報を受け取る。情報の受け皿。

＊拮抗作用：ある物質が受け皿であるレセプターに結合する際に、拮抗して入り込み邪魔をすること。今回の場合、痛みを伝える物質に拮抗して邪魔をすれば、痛みは伝わりづらくなる、すなわち鎮痛剤となる。

＊神経障害性疼痛：いわゆる神経痛。痛覚伝導路の途中で神経自体が障害されて生じる痛み。武田鉄矢がCMで「ジンジン、ビリビリ」とか言っているあれのこと。難治性になることが多い。

＊臨床試験：新薬を開発する際、動物実験で安全性と有効性を確認した後に行われる、人間に対しての試験。なかでも、販売前に国の承認を得るために行う臨床試験を「治験」という。

くならない痛みで困っている人が幾人かいるのではないでしょうか。この薬を使うことで、そうした患者さんの痛みを、すべてではないかもしれませんが、軽くしてあげられる可能性があります。少なくとも、痛みの治療に関わっている皆さんの道具箱に新たに1つ有用なツールが加わることは間違いありません。

さて、いかがでしょう。皆さんならどのレベルの価値を提示されると心が動きますか？　もしくは、皆さんがしているプレゼンはどのレベルのものが多いでしょうか。どれか1つのレベルが優れているということは言いません。これも方法の原理に照らせば、状況と目的に応じて使い分けることになるわけですから。例えば、製薬会社の新薬開発チームが、開発したての薬を社内でプレゼンする状況にあるとすれば、前述の機能レベルのプレゼンをしたほうがいいはずです。痛みの治療を専門とする医師の集まりでこの薬剤をプレゼンするとしたら、おそらく効用レベルの話を中心に据えるほうが、より響くと思います。

改めて3つのレベルについて説明します。機能レベルのプレゼンは、物事の「機能」について説明し、その良さをアピールするものです。薬

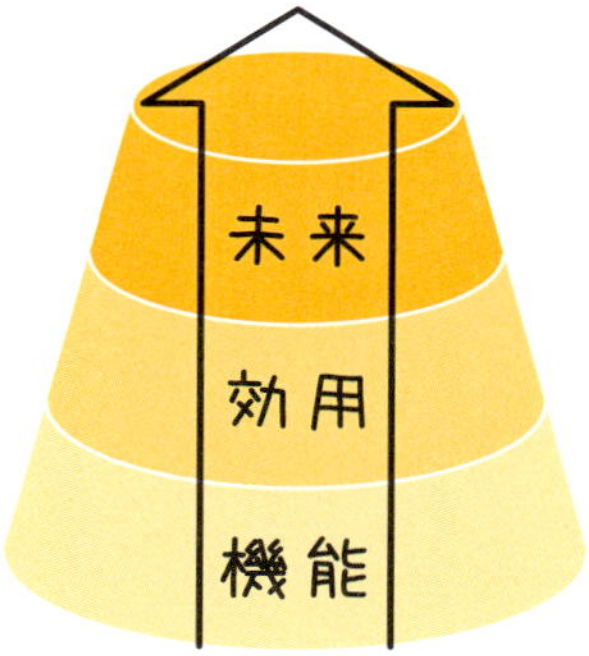

なら前述のような、効く仕組みを語ることになるでしょうし、リハビリの手法なら、そのやり方と筋肉の動きの関係などについて、新たな地域医療連携システムの提案なら、その連携の仕方について紹介することになるでしょう。これらの情報は、特に医療系のプレゼンをする場合には含まれているほうがいいものです。そして、実際に多くのプレゼンはこの機能レベルの語りが主となっています。野村氏によるとこのレベルのみを語るのが、全体の約80%（ビジネスプレゼンにおいて）だそうです。まあ、平凡と言っていいでしょう。

効用レベルのプレゼンでは、プレゼンでの提案を取り入れたときの効果・効用を語ります。前述のように薬なら、そのまま薬剤の効き目のことですし、看護ケアの提案なら、そのケアを受けると患者さんの症状がどうなったかという結果を示すことになります。昨今では、自身の経験に加えて、いわゆるエビデンス*を紹介することも多いのではないかと思います。効用レベルのプレゼンは、つまり、その提案を受け入れると、もしくはそれを使ってみると、あなたにこれこれこういうメリットがありますよ、という言い方です。少なくとも臨床においては、薬の分子構造がわかっただけでは、医療行為にはつなげられません。その薬を使っ

＊エビデンス：直訳すれば「証拠」。医学・医療においては「科学的根拠」を指す。とりわけ、ある治療法の効果を統計学的にみた研究結果のことを言う。

たら患者さんにどのような恩恵があるのか（もちろん、反対にデメリットである副作用情報も必要ですが）、それがわからないと提案を受けるわけにはいきません。このレベルの語りが約20％だそうですが、医療系のプレゼンでは、もう少し多い印象はありますね。

未来レベルのプレゼンは、前述の機能、効用に留まらず、その提案の先にある（良き）未来を描き出す語りのことを言います。目先の効果・効用を語るだけではなく、さらに先の未来に起こりうる良き変化を提案するものです。例えに使った新しい鎮痛剤であれば、「難治性の疼痛に対してもこれくらい効くエビデンスがある」と言うのは、効用レベルの語りです。その点、未来レベルの語りでは、オーディエンスそれぞれに自分が関わっている患者さんをイメージさせて、その患者さんの痛みがよくなることで何が起こるのか想像させています。おそらく、オーディエンスはそれぞれ、難治性の患者さんの笑顔だったり、それをみてうれしくなっている自分や、患者さんと関わっていたストレスからの解放などをイメージするでしょう。ひょっとすると、さらには自分のクリニックの評判がよくなることをイメージする人もいるかもしれません。いずれにしても、少し先の未来の想像、未来における価値を提案するのが未来レベルの語りです。野村氏によると教えられずにこれができるのはたった1％のみだそうです。

すべてのプレゼンは方法の原理にしたがって組まれたほうがいいので、前述のように、どのレベルの語りをしなければいけないということではないですし、どちらかというと、すべてのレベルを含んでいることが理想と言えると思います。再び例えの薬の話に戻りますが、オーディエンスがそれを実際に処方する医師だとすれば、未来レベルの話だけされても、なんといいますか、浮ついているというか、夢物語というか、いずれにしてもなんだか「信用」できない話になる気がします。機能レベルの説明、効用レベルのエビデンスの紹介があって、そのうえで未来を見せてくれると、「うん、今度使ってみようかな」となりやすいのではないかと思います。

ですから、プレゼン上級者を目指すのであれば、機能レベル、効用レベルの語りに加えて（おそらくこの2つのレベルで語ることは皆さん慣れているでしょうから）、できれば未来レベルの語りを意識できる人になっていただきたいと思います。とりわけ、何か新しい提案を伴うプレゼンをするのなら、未来レベルの価値を含むことは必須だと考えます。

指導のポイント

- □すべての根幹にあるのが「方法の原理」。つまり、状況と目的に応じてプレゼン（方法）を変える必要があることを、常に頭においておくように伝える
- □本文では、方法の原理を説明するときの例としてダイナマイトや殺菌剤を挙げたが、この部分はインストラクターそれぞれがオリジナルの例えをするのがよい。借りてきた言葉ではメッセージは伝わらない
- □次にプレゼンターが意識してほしいことに、オーディエンスの学習に配慮することがある。プレゼンの主役はプレゼンターではなく、オーディエンス。なぜならプレゼンとはオーディエンスの学習の場であるから
- □facilitation と lecture の違いを話すのがよい
- □「人間として認める」のところにおいては、インストラクターが少々大げさに、1人1人に目線を送ったり、うなずき合ったりすることをやってみせる。オーディエンスが「認められている」と思うのはどんな感覚か、実際に体験してもらうということ
- □プレゼンを機能レベル・効用レベル・未来レベルの3つの価値レベルに分けて考えられることは重要
- □本文では新しい鎮痛剤を例えとして使ったが、できればインストラクター自身のオリジナルの例えを用意する

3 時限目 3 period

プレゼンの基本技術

―参加者から能動性を引き出すスキル

1時限目、2時限目では、プレゼンターの態度・姿勢について書いてきました。ここからは、スキルやテクニックに近いものを紹介していくことにします。ただし、繰り返しますが、〝道具は使いよう〟です。いくら良い道具が手に入っても、使い手の態度・姿勢が伴わなければ、宝の持ち腐れどころか、オーディエンスに悪影響を与えかねません。テクニックに溺れることなく、道具を使いこなす、よきプレゼンターを目指してください。

良い学習体験、悪い学習体験

我々は、保育園／幼稚園の頃から（人によってはその前から）、小学校、

JCOPY 498-04858

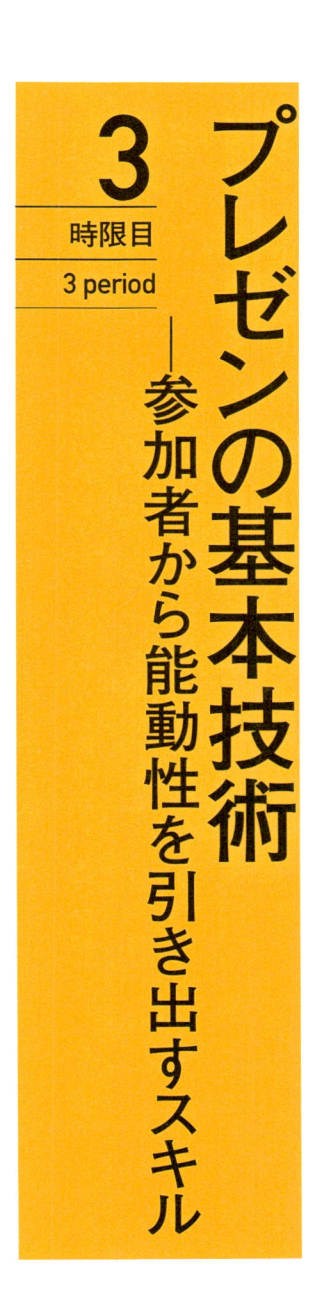

中学校、高校、専門学校や大学と、何かしらの「学習」をしてきました。学校だけではなく、塾や、少年団、その他の課外活動、大人になってからも、セミナーや講演会へ参加したり、自宅にいても自己啓発の本を読んだり、インターネットで英会話を習ったりもします。そう考えると、我々はなんだかずっと学び続けているようですね。

これまで体験した学習で印象に残っているものはありませんか？きっと、良い体験と悪い体験の両方を覚えているのではないかと思います。同じような経験をしても、その印象は人それぞれですので、一般化はなかなか難しいのですが、それでもきっと、次のような印象をもった人は多いと思います。

悪い学習体験

悪いほうからいってみようと思います。これは旧来の学校の授業に代表されるようなものです。長ければ90分、硬い椅子に座り続けなければいけない。もうこれだけで意欲は半減します。授業の内容は自分の興味のあるものではなく、やらされている感が満載である。教師のしゃべり方は単調かつ一方向的で、もうお経のようにしか聞こえない。ゆえに、エネルギーの半分以上は眠らないようにすることに使われている……。

こうした経験はきっと誰もが持っていますよね。「旧来の」と書きましたが、今もなお、学校や分野を問わず、このようなスタイルがメジャーな学習法（教育法）であるのは残念なことです。そして、こうした学習しか受けてこなかった人は、自分が教育をする立場になったとき（プレゼンも教育のうちでしたね）、同じようなスタイルをとる傾向にあるので注意が必要です。

ただ、そう悲観することもありません。お気づきでしょうか？　悪いのは授業の内容とは言っていません。授業のやり方の問題を指摘しているのです。やり方がちょっと良くなれば、こうした授業も実りあるものになるに違いありません。皆さんは、自分が経験してきた悪い学習体験を反面教師として、プレゼンの受け手に「良い学習体験」だったと言ってもらえるような工夫をしていけばいいのです。

良い学習体験

では、良い学習体験とはどのようなものでしょうか。先ほどの悪い学習体験を逆に言ってみましょう。90分座りっぱなしではない。もしくは90分座っていても飽きさせない工夫をしている。内容が自分に興味のあるものである。もしくは、興味を引くような工夫がされている。教師はしゃべり方、内容の提示の仕方に抑揚をつけており、学習者と双方向のやりとりをしているため、寝る暇などない。とにかく楽しく参加できたため、終わったときに、時計が早く進んだのではないかと思うくらいだった。

こうしたスタイルの体験も皆さんそれぞれおもちだと思います（悪い学習体験よりは少ないかもしれないけど）。文部科学省が出す学習指導要領にも「アクティブ・ラーニング」*という言葉が入るようになったくらいですので、学習者の能動的な学びに配慮した方法は、学校（義務教育）でも徐々に広がっているものと思います。ですから、最近の学校なら、子どもたちは良い学習体験を経験しているかもしれません。大人の私たちも、〇〇ワークショップや◇◇セミナーといったものに参加すると、こうしたスタイルの学習を経験できるような時代になりました。

悪い学習体験との違いを一言でいうと、それは学習者の能動性です。受け身の姿勢で嫌々参加するような学習が良いものになるはずはありません。こう書くと、参加者の素養の問題のように聞こえますが、当初気乗りしていなかった参加者からも能動性を引き出すことができるのが、真のプレゼンターです。

＊アクティブ・ラーニング：「能動的学習」。学習者が主体的・能動的に取り組む学習法のこと。「アクティブ」は能動性のことであり、走り回ったり、身体を動かすことではないので注意。

では、能動性を引き出すプレゼンにするにはどうしたらよいのでしょうか。もちろん、内容がオーディエンスのニーズに合っており、聞く価値があることは前提としたうえで、です。そのコツとポイントをお教えしましょう。

1　インタラクションを使う

インタラクション［interaction］は、～の間［inter］での、動き・働き［action］のことですから、相互作用、お互いのやりとりといった意味です。プレゼンでインタラクションといったら、それはプレゼンターとオーディエンスの間のやりとり、双方向性のコミュニケーションのことを指します。

プレゼンでインタラクションを使うことの意義はいくつかあります。第1に、オーディエンスがプレゼンに意識を集中しやすいことがあげられます。人間の集中は思ったほど長く続きません。90分一方的に話し続ける講師のレクチャーを聞きにいくことを想像してみてください。すべて集中して聞く自信はもてないですよね。場合によっては、暇つぶしに

JCOPY 498-04858

別の本でも持っていこうかと考えるかもしれない。

人間が集中できる時間はどれくらいなのかという疑問に対する答えには諸説あるようです。それは45分だ、だから小学校の授業は45分なんだという説、いやいや、そんなに長くは続かない、10分程度だという説など様々です。これに1つの答えは出せません。なぜなら、集中力の持続時間は、その人の興味関心に強く依存するからです。考えてもみてください。まったくわからない言語の論文を読めと言われても、集中力は5分と持たないでしょう。でも、自分の好きな漫画本なら、場合によっては2時間以上読み続けられるのではないでしょうか。このように、考えてみれば当たり前なのですが、オーディエンスの集中力を途切れさせないために一番重要なのは、プレゼンの内容がオーディエンスの興味関心と一致しているということです。そのためには**2時限目**（23頁）で書いたように、自分が行うプレゼンの状況を把握し、とりわけ、想定されるオーディエンスのニーズを可能な範囲で調査しておくことが重要になります。まあ、そうはいっても、会ったこともないオーディエンスのニーズを知るのは限界があるので、1つの目安をお教えしましょう。あくまで私の個人的な経験を元にしていますが、プレゼンを聞く側が集中でき

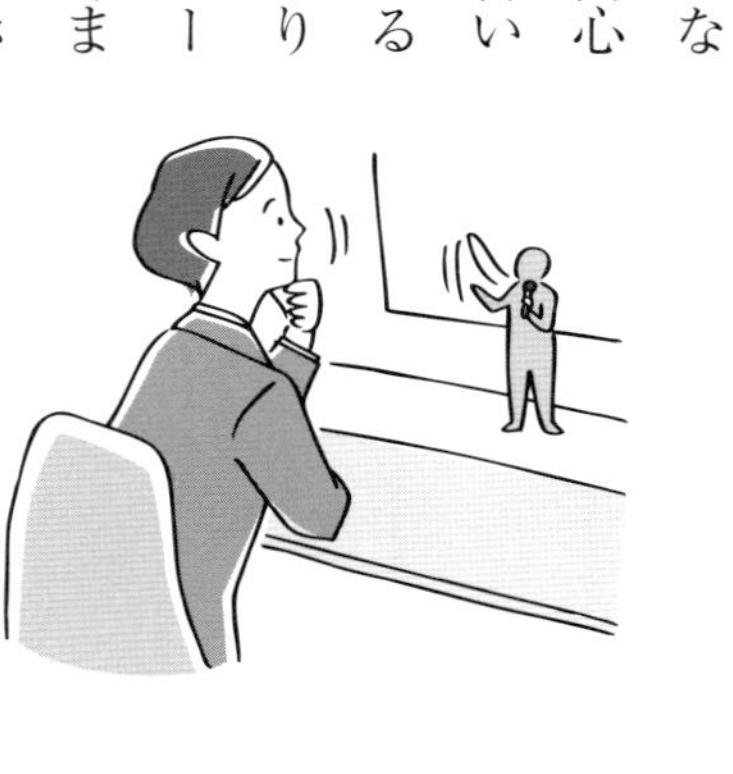

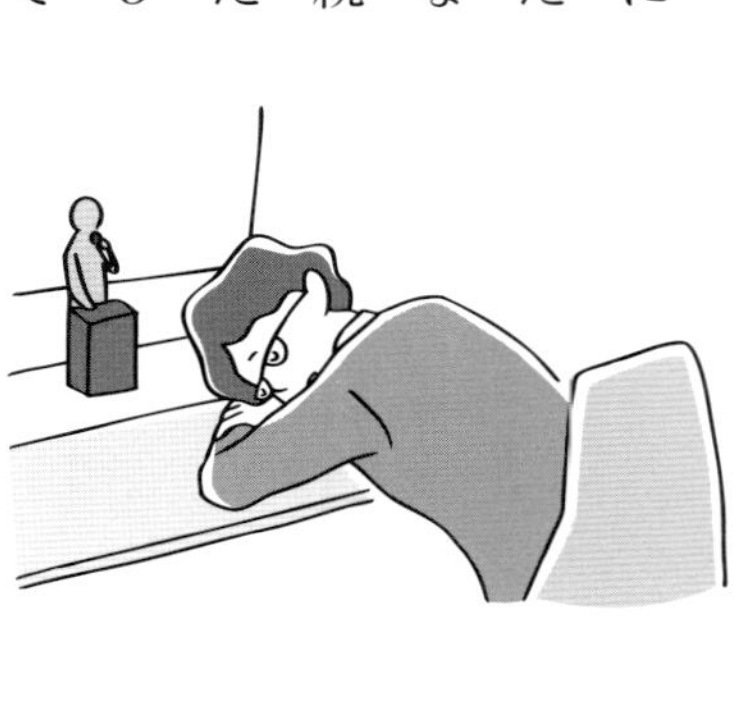

る時間は、15分が1つの目安になるように感じています。オーディエンスを見ていると、だいたい15分くらいで、前を見ていない人が増えて、隣の人と話しだしたりします。ですから、皆さんがプレゼンターになるのであれば、15分毎くらいにインタラクションが入るようにプレゼンの計画を立てることをお勧めします。

インタラクションを使うことは、オーディエンスの能動性を引き出す意味で最も重要です。参加者が、まさに「参加する者」になるということですから。このことは、実はかなり古くから繰り返し言われていることです。百聞は一見に如かずという言葉はもちろんご存知でしょう。この元になっているのは、おそらく中国戦国時代の儒学者、荀子*の次の言葉です。

『聞かざるは之を聞くに若かず、之を聞くは之を見るに若かず、之を見るは之を知るに若かず、之を知るは之を行ふに若かず。（中略）故に之を聞きて見ざれば、博しと雖も必ず謬り、之を見て知らざれば、識ると雖も必ず妄なり、之を知りて行はざれば、敦しと雖も必ず困しむ』（荀子　儒効篇第八）

現代的に解釈するとこうなります。『学びは聞くだけより見るほうが

*荀子：中国戦国時代の思想家・儒学者。「青は藍より出て藍より青し」という有名な成語は、荀子の言葉を元にしている。

いい、見るだけより知識となるほうがよい、また知識があるだけよりも実践するほうがいい。（中略）聞くだけで実際に目にしなければ、博識であっても間違うだろうし、見るだけで知識とならなければ、それは妄想のようなものだ。知識はあっても実践しなければ、いくら深く学んだといってもどこかで躓くだろう』

少なくとも学びという観点では、耳から聞くだけよりも、視覚に訴えかけられたほうがいいし、知識として定着するような工夫がなされたり、最終的にはそれをやってみることが一番の学びなのだということでしょう。

時代は現代まで飛びますが、learning pyramid というものがあります。

図4のように、学習の方法の違いで、知識の定着率をピラミッド型に並べたものです。とりわけ、活動型教育を志す人には人気のモデルのようで、セミナーなどで時折取り上げられます。ものによっては、これにパーセンテージがついている図もあります──講義をただ聞くだけでは定着率は5%、教えれば90%の定着率──といった具合です。ただ、このモデルには根拠がない

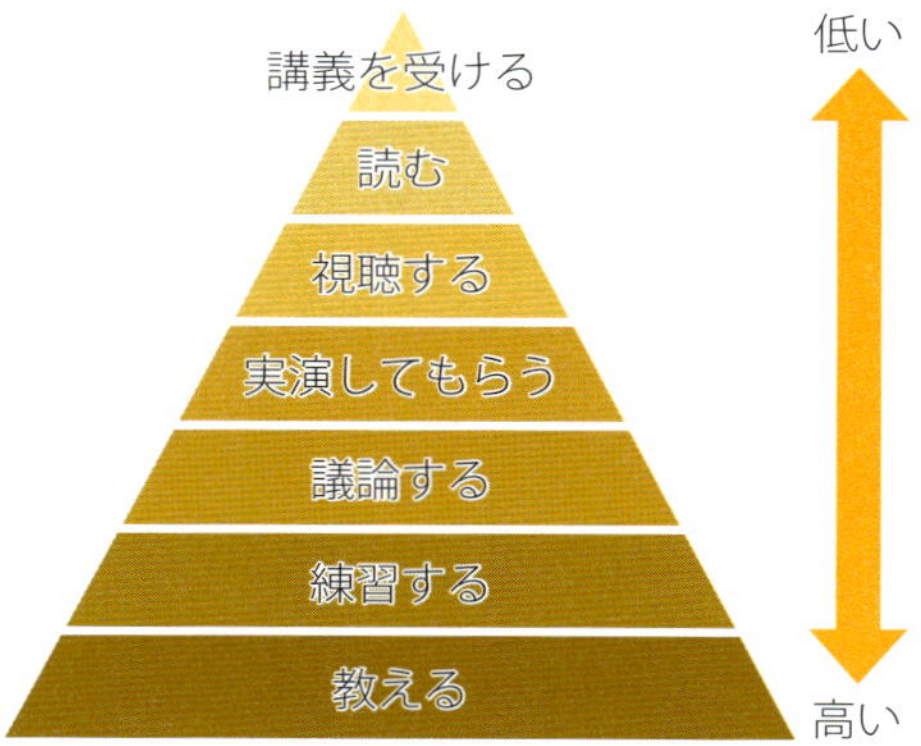
講義を受ける
読む
視聴する
実演してもらう
議論する
練習する
教える
低い
高い
図4

ことも今では有名になっています。50年以上前にエドガー・デールという教育学者が、（学習）経験を11段階に分類しました。「経験の円錐」といわれます。これは、具体的な経験が、さまざまな抽象化の段階を経て、最終的に一番抽象的な言語象徴つまり概念化に至ることを説いたものです。それが、とりわけネット社会になってから、学習の定着率やパーセンテージという尾ひれがついて、独り歩きしたものがlearning pyramidです。エビデンスがないものをあえて紹介する理由は、これが、確かに経験的に納得できる面が多く、インタラクションの必要性のイメージがしやすいからです。根拠がないと知っていながら今も使う人が多いのは、同じような理由からかもしれません。

荀子が説いたことと同様、聞くだけの講義よりは、視覚的に入ってくる情報、ロールプレイなどで体験してもらうことのほうが、〝良く学べる〟可能性は高いでしょうね。そして、「教える」ことが一番の学びになることも我々は知っています。だから、プレゼンで一番勉強になっているのは、実はプレゼンター自身なんです。いずれにしても、learning pyramidに対してはどこかで疑念をもちつつ、インタラクションの重要性は受け取っておくのがいいのではないかと思っています。インタラクションの具体的方法については5時限目（103頁）で詳しく紹介します。

2　自己紹介ではなく「志向相関的自己開示」

これは、あなたのプレゼンが信用に値すると思ってもらうために大切な作業です。プレゼンの最初に自己紹介をすることがありますよね。また、略歴や業績などを司会の方から紹介されたり、印刷して配布することもあります。これから提案するのは、こうした自己紹介を発展的にやめましょうということです。

皆さんがオーディエンス側になったとき、あの自己紹介をどう思っていましたか？　私は、いつも苦々しく思っていました。最近特に気になっていたのは、製薬会社の医薬情報担当者（いわゆるMRさん）の人が、新薬の説明会などで、この手の自己紹介をするようになったことです。おそらく、打ち解けた雰囲気になるように意図しているのでしょうけども、打ち解けたためしはありませんし、「高校時代は野球をやっていて甲子園に行きました！」などという話は、これから話す新薬とはなんら関係がありません。限られた時間のなかで話を聞こうと思っているときに、本筋と違うことに時間を使われることに、オーディエンスは敏感です（もちろん、ネガティブな方向で）。講演会で出される業績*についても同様です。私みたいなひねくれ者は、ああいうのをみると、「業績自慢かい！」と拒否的になるだけで、役に立ったことはありません（いや、「業績がこんなにあってすごい人の話をこれから聞けるんだな、わくわく」というとても素直な方もいらっしゃるかとは思いますが）。だから、自己紹介は不要である、と言いたいのではありません。必要な、妥当な自己紹介をしましょう、ということです。

これを「志向相関的自己開示」と言っています[2]。我々が人の話を信用するのは、その内容だけで判断しているのではありません。むしろ、それを誰が言っているのか、どんな人が言っているのかもその話の信頼度にかかわる重要な要素です。皆さんがプレゼンをするとき、オーディエンスは「この人の話、信用できんのかいな？」と判断をしているのです。であれば、「これから話す話題に関しては、私、信用ある人間よ」ということを示してから本論に入るほうがいいですよね。ある種、自分をさらけ出すということなので、自己紹介というよりは自己開示だというわけです。

＊業績：医学での業績とは、一般的に論文、著書、研究発表などのことを言うのが一般的。日本語より英語で書かれたもの、海外での発表のほうがすごいという風潮がある。

2 阿部泰之。ナニコレ？痛み×構造構成主義。南江堂。2016年。19-28頁

JCOPY 498-04858

ただし、なんでもあけっぴろげにしろと言っているのではありません。プレゼンの内容に関連した（相関した）部分だけを開示すればいいです。例えば、私はホワイトソースのシチューよりも、デミグラスソースのシチューのほうが好みですが、この嗜好（志向）は、本書に必要な自己開示ではありません（あ、でも開示してしまいましたが……）。だから、その人およびプレゼンの志向に相関した部分の自己開示をするという意味で、志向相関的自己開示というのです。

志向相関的自己開示の例をお示ししましょう。私は医療における意思決定の話題を話すことが多いのですが、そのときに次のような自己開示を行っています。プレゼンの冒頭で話すこともありますが、それも時間がもったいないので、プリントしてもらい、ハンドアウトと一緒に配布してもらうことが多いです。

意思決定支援に関しての自己開示

今回は話す機会を与えて頂きありがとうございます。相手が言ったことが信用に値するかどうか（妥当かどうかを判断するために）は、内容の良し悪しだけではなく、その人がどういう人で、どういった意図で話しているかということも関係します。そこで、私が今回のテーマである意思決定について何を考え、そしてどのような経緯で今ここに立っているのかを知ってもらうために、以下のように自己開示をします。

私の医師人生は整形外科から始まりました。研修医時代は、すでに手術が決まってから入院してくる患者さんに対応していました。でも入院してよく話を聴いてみるとまだ手術に迷っている人もたくさんいて、話すうちにやっぱり手術やめようか？ みたいな話になることもあり（先輩医師の方針を転換して）、患者さんが退院することも何回かありました。それが正解だったのかはわかりませんが、思えば私の意思決定支援の始まりはこのときだったかもしれません。

その後、自分が手術をするような立場になると、自分の説明如何で、大きな手術の決定が左右される怖さも知りました。また、腫瘍整形外科*をスペシャリティーとしていましたので、悪い知らせを伝えることや、亡くなっていく患者さんと話すことの難しさが身に染みていました。

そういった理由もあって、緩和ケア*の道へ足を踏み入れました。途中精神科にも属して、精神科臨床も経験しました。ここでは、幻覚妄想のある人、認知障害*のある人などとの関わりにおいて、その人の意思を尊重するにはどうしたらいいのか悩みました。今になって考えると、

*腫瘍整形外科：骨軟部腫瘍（代表的な疾患は骨肉腫）の治療を行う整形外科の一分野。整形外科のなかでは超マイナーな存在。

*緩和ケア：病気による身体や心のつらさを和らげ、その人らしい生活（人生）を支える治療やケアのこと。病気自体の治療と並行して行われることが望ましい。

*認知障害：記憶、物事の理解、問題解決の能力などの認知機能に障害をきたした状態。認知症は認知障害をきたす代表であるが、それ以外にも脳の病気や、後述の「せん妄」でも一過性の認知障害が起こる。

JCOPY 498-04858

ひどくパターナリスティック*な対応をしたこともあった気がして、反省しています。

その後、現在まで緩和ケアに専念できる環境におります。全国の心ある方々から刺激を受けながら、いろいろと考えることも多くありました。そんななか、意思決定支援についてのスライドを作る機会がありました。多くの医師に意思決定支援や話し合いの大切さを説くような意図のものでしたので、どんなふうにしたら皆さんに納得してもらえるのか、と考えに考え、結果的に倫理に留まらず哲学にも手を出して根本からこのこと（意思決定支援）を考えるようになりました。臨床でも緩和ケアチームのコンサルテーションとして患者さんの意思決定の支援を担当することも増えました。

それがここ数年のことですが、ある程度まとまった考えを持てるようになりました。ただ、現在もまだ完成したとは考えていません。まだまだ未完成の理論ですが、本日は楽しんで頂ければ幸いです。

意思決定、意思決定支援に関する部分だけ、自分の経歴を取り出して紹介し、それをどう考えてきたかも示しています。すると、オーディエンスには「なるほど、こういう経歴の人が、哲学とかも使っていろいろ

*パターナリスティック：パターナリズム（父権主義）の形容詞。強い立場にあるものが、弱い立場にあるものの利益を考えて干渉すること。語源はラテン語の「pater（父）」だと考えられる。

考えた結果を今日は話してもらえるのだな」と思ってもらえることでしょう。なんの準備もなく話を聞くよりは、より興味をもって、また、より信頼を寄せて聞いてくれるものと思います。この自己開示は、私の実際の経歴です。もちろん、自己開示に嘘があってはいけません。本当のことを開示しましょう。また、成功体験だけではなく、自分の失敗談を載せるのがコツです。プレゼンターも失敗があるのだな、と思えるだけでオーディエンスは安心しますし、距離が縮まり、よりプレゼンに参加しやすくなることでしょう。

3 比喩を使う

話し上手な人、書き上手な人は、例外なく喩え上手です。時代が変わっても、人間にとって大切なことには、そうバリエーションがあるわけではないと私は考えています。例えば、家族愛について、友人を大切にすることについて、おそらくどの時代でもその大切さが伝えられてきたことでしょう。内容はおそらくそんなに変わらないのでしょうけれども、喩えは時代によって違っていたのではないかと思います。人類は、結局

JCOPY 498-04858

（2000年近く）、同じことを、喩えなおし、編みなおしをしているだけなのかもしれませんね。

上手な喩えは、仏教の言葉や、キリスト教の聖書などに見ることができます。ブッダもイエスも、その時代においてもっとも影響力のあった思想家だったのだと私は思っていますが、彼らの共通点の1つは、「喩え話」が上手かったことです。きっと現代よりもっと読み書きの力に差があったでしょうから、どんな人にでも話が伝わるようにするには、上手な喩えが必要だったのでしょうね。よくできた喩え話は、言いたいことを、理屈抜きでわかりやすく代弁してくれますし、きっと定着率も高く、人をその気にさせてくれます。

ブッダの言葉を1つ取り上げましょう。「風によって吹き上げられた塵が雨によって静まるように、ひとが明らかな智慧によって見るときに、諸の欲望の思いが静まる」[3]。これは、ウダーナヴァルガ（感興のことば）という書の一節です。ウダーナは、ブッダが感興を催した結果（興味をもったことについて）、自ら表明したことばと言われていて、すなわち、ブッダの直接の言葉と考えられているそうです。

それはさておき、この場合の「智慧」は「理性」につながっていくも

3 中村元訳。ブッダの真理のことば・感興のことば。岩波文庫。1978年。196頁

のでしょうか。智慧をつけ、理性をもつことが大切で、それによって欲望のまま生きるようなことがなくなることを説いたものと私はみました。前半が喩えとなっていますが、この喩えがなく、「人間は理性的に生きるべし」のように言われただけだとどうでしょう？　それだけだと、メッセージ性も弱い気がしますし、何よりイメージがしづらいですね。しかし、そこに前半の「吹き上げられた塵が雨によって静まる」というフレーズが併記されることで、メッセージ性が強まると同時に、より実際的な言葉になったようにみえます。つまり、欲望のままに動きそうになったとき、例えば、頭がカーッとしたようなときに、雨が降って埃が静まるようなイメージをすることで、感情を鎮めることに使えるような言葉になったと思うのです。

ですから、プレゼンをする皆さんはぜひ喩え上手を目指していただきたいと思います。例えば、ウォーキングの大切さを伝えるプレゼンをすることになったとします。「ウォーキングって健康によくて、とても大切です」と言うだけでは、メッセージが十分伝わるようには思えません。ここに喩えをつけてみます。「鳥が空を飛ぶ動物であるように、人間は地面を歩く動物です。人間にとって歩くという行為は、本質的なものな

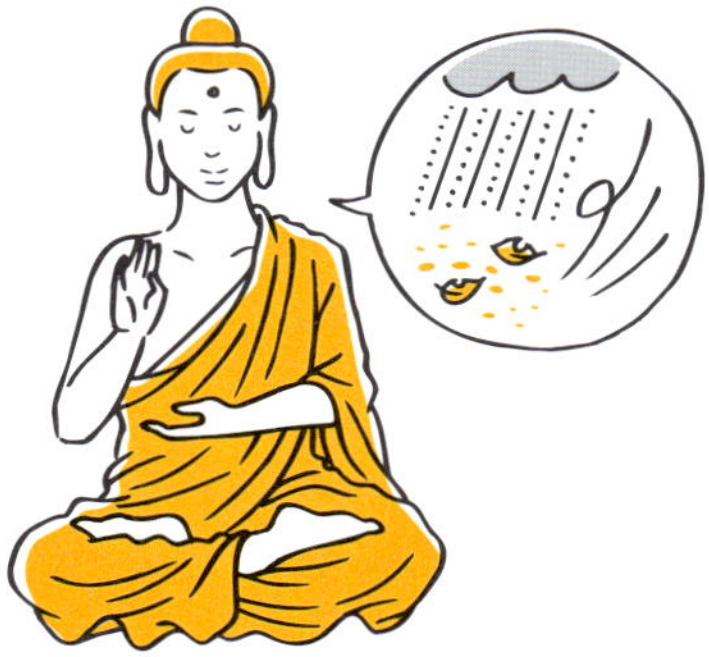

のですね。だから、もっと歩きましょう」。いかがでしょうか？　途端に、歩くということがとても大切なことに聞こえてきますね。さらに、この鳥の喩えをシリーズ化してみるのもいいかもしれません。「鳥も定期的に羽根を休めます。ウォーキングも同じで、無理は禁物。定期的に休憩をとるようにしましょう」。また、十分に歩くことができない人もいるかもしれません。その人たちへの配慮が必要ですから、「空を飛ぶだけが鳥の能力ではありません。飛べない鳥もいます。彼らは飛べないかわりに、速く走ったり、上手に泳ぐ術を身に着けました。ウォーキングだけが運動ではありません。自分に合った運動を心がけることが大切です」などなど。

ブッダの言葉を読まなくても、現代にも喩え上手はたくさんいます。私はなかでも、アーティスト（歌手）の言葉を参考にしています。ミスチル（Mr. Children）なんかが好きで、いや、好きというよりも、いつもそのスキルに感心しているという言い方が正しいですが、最後に2つ紹介しておきましょう。特に好きなフレーズです。

・高ければ高い壁の方が　登った時　気持ちいいもんな（終わりなき旅）
・強く速く駆け抜けるほど　向かい風もきつくなるんだな（pieces）

4　Aha! experience（アハ！体験）を使う

「アハ！体験」という言葉をご存知でしょうか。脳科学者の茂木健一郎さんが、テレビでやっているのを見たことがある？　そうそう、それです。テレビでよくやっているのは、どこかがゆっくり変わっていく映像を見せて、どこが変わったのかをクイズ形式で当てたりするものですね。この言葉、てっきり茂木さんが創ったものだと思っていたのですが、Aha! experience（アハ！体験）はもともと脳科学の用語だそうです[4]。

アハ！体験は、「ひらめき」と言い換えてもよいですが、何かをじっくり考えたり、これってなんだろう？　と悩んだりした末に、突然ひらめいて、ぱっと「わかった!!」という感覚をもつことです。この「快」の感覚は、大脳辺縁系*というところに存在し、ドーパミンという神経伝達物質*を介した「脳内報酬系*」の関与が大きいこともわかってきているようです。つまり、アハ！体験はそれ自体が〝気持ちいい〟わけです。

プレゼンにアハ！体験を取り入れることで、オーディエンスが快の感覚を味わえることは、それだけでも十分価値がありますが、学習の観点

4　茂木健一郎。ひらめき脳。新潮新書。2006年。10頁

＊大脳辺縁系：脳の中心部に位置して、本能（食欲、性欲、睡眠、意欲）や自律神経（心臓や呼吸の動きなど）、記憶を司るところ。

＊神経伝達物質：神経も1つ1つ細胞で成り立っており、その細胞の間の情報伝達を行う物質の総称。ドパミン、セロトニン、ノルアドレナリンなどがある。

＊脳内報酬系：快感を感じる脳内の神経系。ドパミンは神経伝達物質として重要な役割を果たす。薬やアルコール、たばこなどの依存が起きているときには、脳内報酬系が過剰に活性化されている可能性がある。

JCOPY 498-04858

でも利点があります。すなわち、アハ！体験を起こした事柄は、印象に残りやすいということです。学生時代を思い出してみてください（今、学生の人は先週のことでよいです）。少し難しい数学の問題を解いたとき、「あ、ここに補助線を引けばいいのか！」とひらめく瞬間を経験したことはありませんか（私はもう本当にはんぱなく数学が苦手だったのですが、そういう私でも経験はあるので、誰しも1回くらいはあるのではないかと）。これもアハ！体験ですが、そうやって解いた問題は、ずっと覚えていたのではないでしょうか。同じ問題でも、はじめから解答を見てしまうと、同じようには身につかなかったと思います。

つまり、オーディエンスにアハ！体験をしてもらうというのは、皆さんのプレゼンや、メッセージを強く印象付けて、身につけてもらうのに、とても重要な技術なのです。じゃあ、どうやったらアハ！体験をさせてあげられるかということになりますが、それには大きく分けて2つの方法があると思っています。1つ目はほとんどのオーディエンスが知らない新しい情報を取り入れること、2つ目が感情を動かす展開を意識することです。

誰も知らない新しい情報は、それだけでアハ！体験を起こせる力をも

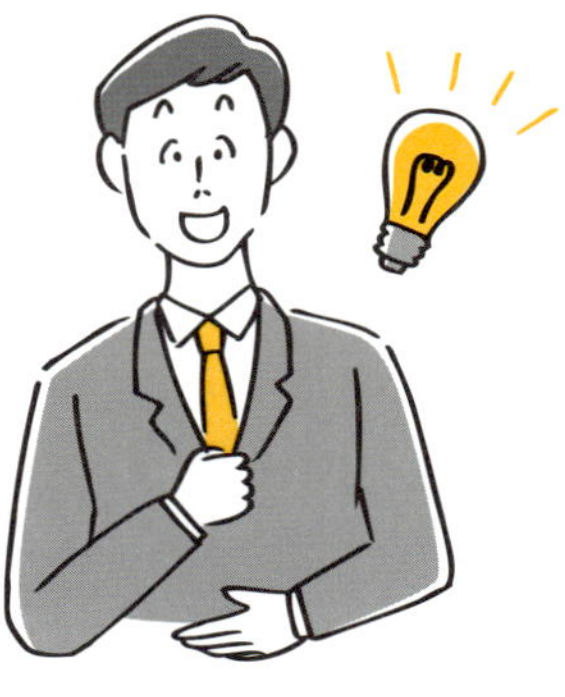

つことがあります。画期的な治療薬の情報と、その効果を示した最新の論文をセットで話せば、同じ治療に興味を持つ医療者に対してなら、それだけで、あなたのプレゼンの印象は強くなることでしょう。もしくは、これまで常識と思われてきた医療行為に異を唱えるに十分な研究結果をあなたがもっているならば、もうその結果を示すだけで、そのプレゼンは成功したようなものです。問題は、こうした新規的な情報・内容は、誰にでも、そしていつでも用意できるものではないということです。しかし、**1時限目**で書いたように、オーディエンスのニーズや状況が事前にわかるようであれば、彼らにとって新規的な情報や、彼らの常識を覆すような内容を準備することはできる可能性があります。現在の医療は高度に細分化、専門化されています。それは、すなわち、他の領域・分野のことは、ほとんど知らないで過ごすということに他なりません。あなたの領域で常識的なことであっても、他領域の人たちにとっては、アハ！体験を起こすような驚きの情報であることがあるのです。

2つ目の「感情を動かす展開」ですが、これを意識するとき、私は（よくできた）絵本をイメージすることにしています。大人に対して

課外授業

私が絵本を書く理由（わけ）1

数年前から絵本を書いています。お金をとれるような絵は描けないので、文章部分を「書いて」いる絵本作家です。きっかけはある患者さんとの出会いでした。その人は絵描きでしていましたが、病気の小さな個展なども開いていましたが、病気の進行とともにエネルギーを使う大きな絵は描けなくなりました。元気がなくなっていくのを見かねて「絵本の絵なら描けますか？」と言ってみると、パッと表情が明るくなりました。

絵本を読む「絵本セラピー」の考案者である岡田達信さんが著書のなかでこんなことを書いています。読み聞かせをしてもらっている子どもの頭のなかで何が起きているのか、疑問に思っていたところ、その時に活性化しているのは、思考を司る〝前頭連合野*〟ではなく、感情を司る〝大脳辺縁系〟だったという実験結果（研究結果）を見ての岡田さんの見解です。少し長いですが、アハ！体験ともリンクするので引用してみます。

この実験結果を見て、思わず「あっ、そうか！」と声をあげてしまいました。子どもたちの「もう一回！」の謎が解けたと思ったのです。子どもに絵本を読んだことのある親なら一度は経験する、「もう、一回！」攻撃……。たった今、読んだばかりの絵本を「もう一回読んで！」とせがまれます。たいていの場合、一回や二回では終わらず、同じ絵本を何度も読ませられるはめになるのです。読んだばかりなんだから、もう内容わかっているでしょ！同じ絵本を読まされるのが嫌な大人は、別の絵本にしようとしますが、子どもは「この絵本がいい！」と言いはります。

なぜ子どもは、知っている話を何度も聞きたがるのでしょうか。

残念ながら、その人に絵をすべて描く時間は残されていませんでしたが、考えてくれた構図をもとに、別のイラストレーターに絵を描いてもらうことができました。それでできたのが最初の絵本『じぶんできめるって？』です。できあがって真っ先に、霊前に行き報告したことをよく覚えています。

＊前頭連合野：「理性の脳」集まってきた情報を、整理・統合して、複雑な意思決定や、行動の組み立て、未来の予測などを司っている脳の部位。ここが障害されると性格変化、複雑な行動が行えないなどが起こる。

5　岡田達信。絵本はこころの処方箋。瑞雲舎刊。２０１１年。40－41頁私は、子どもが「絵本を体験しているから」だと考えました。読み聞かせをしてもらう子どもの脳では、前頭連合野は活動していません。活動していたのは情動・感情にかかわる働きをする、大脳辺縁系でした。つまり、言葉からイメージして「理解」しているのではなく、感情を動かして「体験」している状態なのです。子どもは絵本の世界に入りこんで、物語を体験していたのです[5]。

面白いのは、岡田さん自身が「アハ！体験」を起こしていることですね。そして、この文章を読んだ私も、アハ！を体験しました。何を隠そう、私は絵本作家でもあるので、子どもに「もう1回読んで！」と言われるような絵本を書こうと誓っただけではなく、ああ、そうか、プレゼンも一緒かもしれないと思ったのです。プレゼンの内容はもちろん大事だけれども、それだけじゃだめなんだ、オーディエンスがいかにプレゼンを体験するかも大事なんだと。私がぱっとイメージしたのは〝ジェットコースター〟でした。ジェットコースターって、1回乗れば、コースはだいたいわかりますよね、次に回転するとか、ここでツイストが入るとか。コースはわかっているのに何回も乗りたくな

課外授業 私が絵本を書く理由（わけ）2

私の書く絵本は、子どもだけが対象ではありません。むしろ、大人に読んでもらいたいと思って書いています。どれも、医療やケアの現場で私が伝えたいと思っていることを言葉にしたものです。

「どうしてお医者さんが絵本を？」とよく聞かれます。医師は論文とか難しい文章とか、そんなものばかり書いているイメージなんでしょうかねえ。でも、私はこう考えているのです。病気になったときの揺らぐ心の内や、

JCOPY 498-04858

るのはなぜか。それは、落ちたり回転したりしたときの、あの恐怖とも快楽ともつかない独特の感情を再び体験したいからです。名作と呼ばれる絵本を何度も聞きたくなるのは、流れはわかっているけれども、場面転換のときの感情の動きを気持ちいいと思うからなのでしょう。プレゼンでジェットコースターと同じような感覚をオーディエンスに味わってもらうことはできませんが、話の展開次第では、感情を動かし、「アハ！」と思ってもらうことができるはずです。

大切な人を亡くしたときの喪失感、そういったものを伝えようと思ったら、論文じゃダメです。こうした心のヒダをあらわすのには、絵本が一番適しているのです（これも「方法の原理」ですね）。だから、今後もきっと、複雑な感情や心を表現したいと思ったときには、私は絵本という方法をとると思います。

5　コンセプトフレーズを使う

皆さんが行うプレゼンはどれくらいの長さのことが多いですか。他の医療者や介護者へ患者さん、利用者さんを紹介するときなら3分、学会発表なら10分、職場内での活動報告なら15分、講演なら60分くらいでしょうか。このいずれであっても、オーディエンスはあなたのプレゼンのすべてを覚えてはいません。ひどいときには、あなたが着ていたちょっと変わった服しか覚えていないかもしれない。そこまでではなくても、プレゼンのごく一部が、記憶に残っているのみです。悲しいかなプレゼンというのはそういうものです。だからこそ、少しでもオーディエンスの記憶や印象に残るように工夫が必要なのです。

総務省が、情報の流通量を毎年調査していますが、主にインターネットの発達に伴って、情報量は指数関数的に増え続けています。一方で、情報の消費量、つまり情報の受け取り手である人間の処理能力は、当然、そんなに変わらないので、明らかに情報過多の時代です。世の中に情報があふれるなか、自分の発信したい情報をいかに選んでもらうか、ものすごく工夫が必要とされる時代になったと思っていいでしょう。

そこで、これまでにしてきた工夫に加えて、ここではコンセプトフレーズを創ることを推奨します。あなたのプレゼンのコンセプト、すなわち概要や、重要な意図を一言で、もしくは短文で表したもののことです。おそらく、皆さんが普段触れているコンセプトフレーズは、雑誌や、テレビのCMの言葉です。これらは、コンセプトフレーズ作りのプロが考え抜いて作ったものですから、大いに参考になります。

JCOPY 498-04858

例えば、乳酸菌飲料のカルピスのコンセプトフレーズは

「からだにピースCALPIS」

説明するまでもないですが、カルピスの「ピス」と、ピースサインの「ピース」という、一種のだじゃれなのですが、〝身体によいもの〟を提供したいというメッセージが端的に伝わってくるフレーズです。

もう1つ例をあげておきましょう。輸入車販売のヤナセのコンセプトフレーズです。

「クルマはつくらない、クルマのある人生をつくっている」

車を自ら生産して価値を生み出してはいないが、価値ある車を売ることで、その車に乗る楽しみや喜び、満足感を提供したいという顧客へのメッセージなのでしょう。こちらも、会社の姿勢がよく伝わってくるいいコンセプトフレーズだと思います。

プレゼンにおいても、このコンセプトフレーズを用意することをお勧めします。

あなたの一番言いたいことをごく短く表します。最悪、それだけ覚えて帰ってもらえればいい、というくらいの気持ちで考えましょう。

実例をご紹介します。再び、例えとして、意思決定に関わる講演のと

きのことを、使うことにします。私が話すのは、医療における意思決定の話題の中でも、人生の最終段階の意思決定についてです。リヴィング・ウィル*とか、アドバンス・ケア・プランニング*とか、そういうことがテーマです（興味を持った方は、例えば下段の論文などを読んでみてください[6]）。

人生の最終段階で、自分で決められなくなったときのこと、もしくは死後のことを想定して、医療やケアを含む、自分の望みをあらかじめ表明する、そのときに大事なことは何か、について話しています。

この話で一番伝えたいこと＝コンセプトは、簡単に言うと、自分1人だけで決めないで、家族とよく話し合って決めること、もしくは、そうやって話し合って共有した時間自体が大切だ！ということです。大事な話だからこそ、家族みんなで共有しないといけないということを言いたいのです。

私は2つのコンセプトフレーズを作りました。

「話し合って決める　人生の花道」

「リヴィング・ウィルはリビングで！」

どちらも、言葉は違うものの、言っていることは同じです。1つ目は、

＊リヴィング・ウィル：生前の意思。自分が意思決定ができなくなったときのこと（延命治療）や、死後のことについての意思や希望（≒事前指示）。

＊アドバンス・ケア・プランニング：意思決定ができなくなったときに備えて、あらかじめ家族や医療者と話し合っておき、自分の気がかりやニーズを明らかにする取り組み。

6 阿部泰之。「もしも……」のことをあらかじめ話し合おう！―アドバンス・ケア・プランニングの実践：医療における意思決定支援のプロセスとその実際。緩和ケア。2012年。22巻5号416頁。http://amcor.asahikawa-med.ac.jp/modules/xoonips/detail.php?item_id=4991)

人生の最終段階という言い方が、ちょっと野暮なので、華々しく去っていくという意を込めて、それを「花道」と表現したものです。2つ目は、だじゃれです。通常1人で書くことがイメージされるリヴィング・ウィルですが、これからは、家族が揃うリビング（居間）でやろうよ！というメッセージです。このコンセプトフレーズは、タイトルの副題として使うこともありますし、スライドにして見せたり、話の途中で言葉にすることもあります。複数回使うほうが覚えてもらえる確率が上がるため、何回か口に出すようにしています。

人生の最終段階の話題は、医療者に向けてすることもありますが、一般市民の方にもお話ししています。特に一般の方に関しては、このフレーズのどちらかだけでも覚えて帰ってもらえれば、講演の目的は果たせたと思っています。

コンセプトフレーズを作るときですが、「正しい」言葉づかいに縛られる必要はありません。コンセプトフレーズに限っては、その正しさよりも、インパクトや、わかりやすさのほうが優先されます。例えば、先ほどの「リヴィング・ウィルはリビングで！」というフレーズの中で、「living」という言葉が2回出てきますが、“vi”の部分の表記を、リヴィング・ウィルについては〝ヴィ〟、居間を表すリビングについては〝ビ〟をあえて使っています。これは、いずれの場合も、その表記が一般化しているからです。

ときには、言葉を作ってしまうこともあります。ケア提供者が集まってざっくばらんに話しあう場「ケア・カフェ®」*という取り組みを行っていますが、このタイトルを最初に作ったときのことです。医療や介護だけに限らず、いわゆる福祉に関わる人や、もっと言えば、誰かをケアしようとしている人なら誰でも来ていいんだよというメッセージを出すために、医療、介護、福祉というフレーズを入れることにしました。

医療、介護、福祉に関わる人のための、というのはちょっとリズムが悪いですし、医療・介護・福祉従事者というと、職業としてケアをしている人に限定されてしまいます。そこで、医療者、介護者という言葉はすでにありましたが、新たに「福祉者」という言葉を作り、医療者・介護者・福祉者のためのケア・カフェとしました。このように、大事なことを伝えるために適当な言葉がなければ、作ってしまってもいいのです（ケア・カフェにご興味のある方は、以下のページをご覧ください。http://www.carecafe-japan.com/）。

*ケア・カフェ®：医療や介護、福祉、保育、教育などケアに関わる人達が、顔の見える関係を築くために行われる、カフェ形式の集まり。2012年に旭川で始まり、全国160以上の地域に広がっている。

JCOPY 498-04858

6　感情に働きかける

プレゼンを組み立てるとき、皆さんは何を大事にしていますか？　科学的エビデンスを豊富にすること？　それとも、起承転結を意識してスライドをきっちり作りこむこと？　それも大切かもしれませんが、オーディエンス＝人間はそんなに合理的にできていません。17世紀のフランスの哲学者で数学者で物理学者、ブレーズ・パスカル＊がこんな言葉を残しています。

「想像力は、賢い人たちの間においてこそ、人間を説き伏せるもっとも大きい権限を発揮する。理性がどんなにわめいてもむだである」

ここでいう想像力というのは、理性と対比させた言い回しで、現代の我々の言葉では「現象」に近いものです。そこで立ち現れていること、または経験しうることすべてを指しています。そのなかには心の動き「感情」も含まれます。例えば倫理的に好きになってはいけない人を好きになったときのように、自分の理性がなんと言おうが、「好き」という感情はどうしても立ち現れてしまっています。パスカルは、同じ時代に生

＊ブレーズ・パスカル：フランスの哲学者・物理学者・数学者。「人間は考える葦である」などの有名な言葉を残すとともに、パスカルの定理、パスカルの三角形など数学の分野、パスカルの原理など物理の分野での発見でも知られる。圧力の単位 pascal にも名を残している。

きた大哲学者、ルネ・デカルト*の、世の中はすべて因果で成り立っていて、理性を使えば、メカニズムとしてくまなく説明できるという、理性への過度の信頼を批判しました。人間は、感情や偶然に左右される、もっと弱く、揺らぐものであると（そのことを表したのが、あの有名な言葉「人間は考える葦である」です）。パスカルのこの人間観は、デカルト的世界観を採用してきた現代社会の我々に、世界に対する謙虚さを思い出させてくれる貴重な言葉だと思います。

現代になっても、人間は理性のみで動くのではなく、不合理な感情に基づいて行動しています。現代的な言葉で表せばこれを「認知バイアス*」とか「心理的バイアス」とか言います。例えば、「近所の人が抗がん剤をやっている最中に亡くなったと聞いたから、抗がん剤だけは絶対したくない」などという患者さんがいたりします。これは、過去の自分の経験や、身近な出来事のインパクトが大きかったときに、その感情が意思決定に大きく影響するということを言い当てたものです。可用性バイアスといいます。また、何か大きなチャレンジをするとき「1割の人は失敗します」と言われるよりも、「90%の確率で成功しますよ」と言われたほうが、チャレンジしてみようと思いますよね。物事の見せ方の違いが、選びやすさ

*ルネ・デカルト：フランスの哲学者。近代哲学の父。「我思う、ゆえに我あり」は哲学史上最も有名な言葉の1つ。彼の機械論的な世界観は、後に哲学上の最大の難問である「主客問題」を生むことになる。

*認知バイアス：人が意思決定を行うとき、そこには理性的な判断以外にも、感情や誤解のしやすさなどの要素が影響している。その理性以外の要素をバイアス（偏り）という。心理バイアス。

に影響するというもので、フレーミング効果と言ったりします。もっと身近な例をあげると、一度はダイエットを決意したことがある人は多いと思いますが、「今日だけは……」と言ってケーキを食べちゃったりしませんか？　理性が働いていれば、食べないはずですから、感情が勝ってしまったのですね。このように、人間は理性のみで生きられないのです。

人間はこうした認知バイアスをもっているから、それを知って、バイアスに惑わされて失敗しないようにしようぜ、そう言っているのが行動経済学という分野です。しかし、今回私が言いたいことは、自分の認知バイアスを知って、理性的なプレゼンをしようよ、ということではありません。この人間の不合理性、いや、だからこそ人間らしい部分を刺激するプレゼンを考えようということです。簡単に言えば、オーディエンスの感情にいかに働きかけるかということを考えるのです。それによって、あなたのプレゼンが記憶に残りやすくなるだけではなく、オーディエンスが行動変容を起こしやすくなると考えています。感情に動かされて行動することは、事と場合によっては悪いことではないのです。

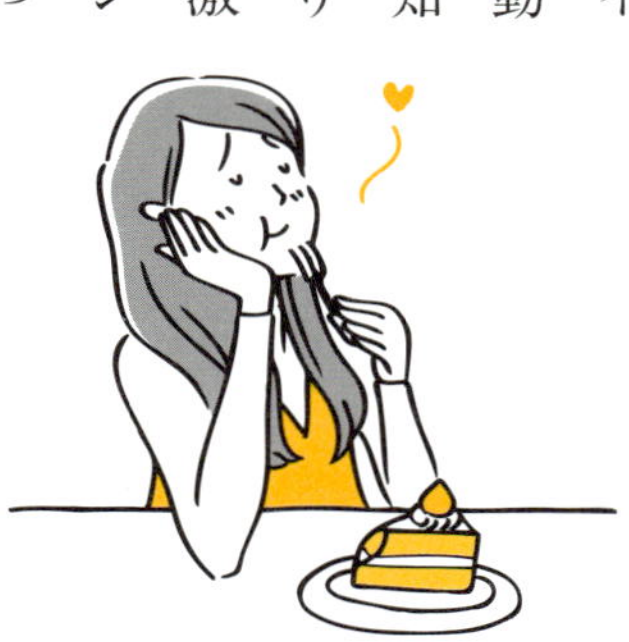

● 感動

感動とは、まさに感情が動くこと。人間、やはり感動した風景や、感動した体験はよく覚えているものです。学問的には若干古さが否めなくても、その分野の大御所の講演が繰り返し行われるのは、そこに感動があるからではないかと思います。場合によっては、同じ話とわかっていながら、何回も聞きにいく人もいますよね。これも、繰り返し読まれる名作絵本の仕組みと同じなのかもしれません。

我々が一朝一夕に〝大御所〟になることはできませんが、プレゼンの流れの中に感動を入れ込むことができれば、あなたのプレゼンは成功したも同然です。どこかからもってきた話や、作り話はすぐにわかってしまうものです。特別なエピソードではなくてもいいので、あなた自身が現場で心を動かされた実話を語るほうが、オーディエンスの心には響くと思いますよ。

私は、緩和ケアという分野の性質上、患者さんと〝人生の話〟になることも多いので、患者さんの人生観を聞き、心動かされた実話をなるべく話すようにしています。個人情報の問題もありますし、その場で自分の言葉で紡ぎ出すほうが感動が伝わりやすいと思っているので、そうした話はスライドには詳しくは書かず、原稿なしで話すようにしています。

● 愛

人間には愛が必要です。夫婦愛、家族愛、人間愛、動物愛……。恥ずかしがらずにプレゼンでも愛を語りましょう。

プレゼンの始めに自己紹介をするときに、あなたのパートナーや家族への愛情が見え隠れすれば、あなたへのオーディエンスからの信頼はきっと増すことでしょう。また、そのプレゼンが、新薬発売の紹介であったとしても、ただ売りたいから話しているのではなく、その開発経緯には、ある病気の人を助けたいという人間愛があることが伝われば、オーディエンスの印象はよくなるに違いありません。これも、もちろん浮ついた態度で話せば、効果がないどころか、反感を買いかねませんので、〝本当に〟そう思って話さないといけませんが。

私はやはり患者さん1人1人への愛をなるべく示そうと思っています。量的な研究結果などは、どうしても患者さんをただの数字の「1」に置き換えて話すことになりますが、その数字では「1」としか表されない患者さんにも、それぞれの経過があり、人生があることをなるべく伝えるようにしています。

以前に、抗うつ薬かなにかのプレゼンを聞いていたときに、そのプレゼンターが、薬が効いた人に白い○をつけ、効かなかった人には黒い●をつけて、それを〝星取り表〟と紹介していたのを見たことがあります。なんとなく嫌な気分になって、その先を聞く気が失せた記憶がありますが、その理由が今ならわかります。そのプレゼンに患者さんに対する愛が感じられなかったからなんですね。薬が効かない人がいることは確かです。でもそのことを、まるでゲームの勝敗のように紹介するのはだめです。皆さんもお気を付けください。

● ケアの精神

医療や介護、福祉の領域に従事している人は、ほぼ共通して「困っている人を助けたい」「苦しんでいる人がいれば、その苦しみを取り除いてあげたい」と思っています。これをケアの精神ということにしましょう。ケアの精神を刺激できれば、オーディエンスのプレゼンに対する集中度を増すことができます。

自分がやったことのない薬剤の使い方、これまで聞いたことのないケ

JCOPY 498-04858

アの方法に対して、オーディエンスは注目します。それは、新しいものに目がいきやすいという人間に共通する癖でもありますが、医療介護福祉従事者にとっては、自分の担当している患者さんや利用者さんを思い浮かべて、「あの人にこれをしたら、もっとよくしてあげられるかもしれない」と思うからでもあります。だから、ケアの精神を刺激するには、より具体的、臨床に即した提示方法をとることを意識するとよいと思います。あなたのプレゼンを聞いて帰ったあと「すぐに使える」と思えるような提示の仕方を考えるということです。

例えば、医療コミュニケーションのスキルについて話をするとします。既存のコミュニケーションスキルよりも良い結果が出ていることをエビデンスとして示すこともよいですが、ここは、より実践的な〝やり方〟を臨床場面に即して提示するべきです。また、「皆さんそれぞれ担当している患者さんを1人思い出してみてください」と、より具体的な人をイメージさせるインタラクションを入れるのも効果的でしょう。

繰り返します。医療介護福祉従事者に共通しているのは、ケアの精神です。ケアの精神を刺激することは、有効かつ本質的なプレゼンの手法です。

● ユーモア

笑いの要素ですね。プレゼンで感動や愛を語るよりも、ケアの精神を刺激することよりも、ユーモアを交えることのほうが難しいことです。なぜなら、笑い、ユーモアのセンスほど、人それぞれのものはないからです。また、場の空気によっても微妙にそのポイントが変わってきます。用意したユーモアを、プレゼン中に実際にユーモアとして機能させるためには、まさに「空気を読む」力が必要となります。以前に「うけた」ネタであっても、場とタイミングを間違えば、まったく「うけない」ことを、私もいやというほど経験しています。

それでも、できればプレゼンにユーモアを取り入れることに挑戦してほしいと思っています。うまくいけば、そのインパクトは大きいですし、うまく「コンセプトフレーズ」と連動させられれば、より効果的です。

ここでユーモアの例えを書いても、必ず「スベる」と思いますので、例えるのはやめておきます。そのかわり留意点を書いておきます。お笑い芸人の中にはそういう芸を売りにしている人も一定数いますが、我々がやるプレゼンに限定すれば、誰かを貶めたり、いじったり、ネタにするような、いわゆるブラックユーモアは避けたほうがいいでしょう。面白いと思ってくれる人もいるでしょうが、同じくらい不快感をもつ人もいると思ったほうがよいです。笑いのために、オーディエンスの半分を犠牲にすることはありません。できるだけ、希望の持てる、前向きな、そんなユーモアを心掛けましょう。

次の3つの感情を刺激しようとするなら、ちょっとした留意が必要です。ここまでの、感動、愛、ケアの精神、ユーモアは、プラスの感情です。刺激できても、刺激に失敗しても、どちらにしても悪い結果を生むことはありません。ここから先は、どちらかというとマイナスの感情と言ってよいものです。うまく刺激できればよいのですが、失敗すると逆効果となる可能性をはらんでいます。取り扱いには十分ご注意ください。

● 競争心

競争心を刺激された状態で提案を受けると、人間はそれをなんとかモノにしようとします。「これから話すことは、あなたの周りの人達はまだ誰も知らないことですよ」「今日お教えするスキルは、施設のなかであなたが最初の体得者になると思います」などと言われると、よく聞いておこうと思うはずです。ええ、これは子育てでもよく使う手です。兄弟の競争心をわざとあおったりします。ただ、片方がすねてしまうこともまれではありませんので、競争相手はその現場にいない、不特定の誰かにしておくほうがいいのかもしれません。

●怒り

怒りの感情はときに大きなエネルギーとなります。とりわけ物事を始めるときのモチベーションとして作用させると効果的だと考えています。患者さんになかなかケアが行き届かないことへの怒り、社会的弱者の居場所がないことへの怒り、介護現場の現状に即していない制度設計への怒り。こうしたものは、新しく物事を始めようとするときの刺激としては、とてもいいものです。ただし、怒りに我を忘れるという言葉があるように、怒っている状態というのは通常状態ではないわけです。ほどほどにしておかないと、物事が進まなくなります。プレゼンの始めの段階で、オーディエンスが共感するような怒りを示してみるのは方法の1つです。このときも、やはり、特定の誰か（上司とか、行政の窓口の

JCOPY 498-04858

○○さんとか）に対しての怒りではなく、より大きく、世の中とか、国とか、制度全体とかに対しての怒りとしておくほうがいいでしょう。そうでなければ、それはただの悪口にすぎないわけですから。

●劣等感

これは本当に使い方が難しいものです。「これできないとやばいよ」「まさか知らない人はいないでしょうけども」「基本のキですから、皆さんご存知でしょうが」などというセリフを使うと、それは知らないとまずいからちゃんと聞いておこうと思う人が一定数はいます。しかし、これに反発する人も一定数いるでしょうから、やはり、使い方に注意が必要なものになります。学生向けの講義で、テスト範囲を知らせるような場面に限っては、多用していいかもしれません（これは劣等感とは少し違うかもしれませんが）。

繰り返しますが、競争心、怒り、劣等感の感情を刺激する方法は、それが通常ネガティブな感情ゆえに両刃の剣です。

私もこれで失敗したことがあります。ある病院に呼ばれて「せん妄*」

*せん妄：病気や薬剤によって引き起こされる一過性の意識障害。「手術のあと、おじいちゃんが急に呆けて、病院にいることもわからないみたいだ」これが典型例。認知症は一過性のものではなく、意識の障害でもないため、せん妄と認知症はまったく違うもの。

の話をしたことがあります。せん妄に一番先に気づいてほしいのが看護師さんなのですが、自分が関わったことのある施設を引き合いに出して、この点に関しては看護師さんにもっと頑張ってもらわないといけないみたいなことを言いました。もちろん、その病院のことを言ったのではないのですが、その瞬間、オーディエンスの大多数であった看護師さんの間には微妙な空気が流れました。「いや、ここの施設は違うと思うんですが」と慌ててフォローしましたが、あとの祭り。皆さんも重々気を付けましょう。

7 プレゼンターのタイプによる留意点

ここまでは、主にオーディエンスの受け取り方の違いに焦点をあて、どのように訴えかけるのかを考えてきました。しかし、オーディエンスが様々であるように、プレゼンターも様々です。そこで、ここではプレゼンターをいくつかのタイプに分けて、それぞれがプレゼンを行うときに、特にどこに留意すべきかを考えてみることにします。

人間のタイプや性格の分類は数多くありますが、プレゼンターをタイプ分けするのにぴったりくる分類は見つけられませんでした。そこで、今回、オリジナルでプレゼンターの4タイプ分類を作ってみました。歴史に名を残す武将であれば、皆の前で何かしらの「プレゼン」をしていたことでしょう。そこで、誰もが知っている織田信長、豊臣秀吉、徳川家康、石田三成、4人の戦国武将の名前でタイプを表しました。これはあくまで後世のイメージに基づくものです。本当はどうだったかは、もちろんわかりません（そういえば、まるで本人に会ったことがあるかのように歴史を教える先生がいましたね）。

まずは、自分が一番当てはまるのはどのタイプかテストをしてみましょう（次頁の診断テスト）。一番高い点数のものがあなたのタイプになります。同じくらいの点数のものがあれば、それを組み合わせたタイプになると考えてください。また、これらのタイプは固定的に考えなくてもよいです。つまり、テストで信長タイプと出たからといって、その人が一生、信長的な行動しかしないわけではありません。例えば、普段、自分のやりなれたテーマなら、信長タイプのプレゼンをする人であっても、調べたばかりの新しいテーマで話すときには、自信のなさも手伝って、三成タイプのような慎重なプレゼンになるでしょう。

このテストは、プレゼンにおけるプレゼンターのタイプを分類するためのテストです。

プレゼンの際の自分の行動や考えに関する以下の項目について、「あてはまる～あてはまらない」の 4 段階の選択肢から 1 つ選択してください。

No	項目	あてはまる	少しあてはまる	あまりあてはまらない	あてはまらない
①	プレゼンの準備をしていると話したいことが浮かんできて、準備がいつもぎりぎりになる	3	2	1	0
②	もともと人前で喋るのは苦手なので、プレゼンではいつも読み原稿や想定問答を用意する	3	2	1	0
③	聴衆がどんな人たちなのかを分析して、内容をそれぞれに合わせて準備している	3	2	1	0
④	プレゼンした後での聴衆から批判的なコメントがないかをいつも気にしている	3	2	1	0
⑤	プレゼンでは、話しているうちに、自分自身の考えが整理されるものだと思う	3	2	1	0
⑥	プレゼン資料では図表や文字一つにまで発表者の考えが込められるべきだ	3	2	1	0
⑦	プレゼンは、表現方法の工夫は最小限とし、そのとき話す内容がすべてだと思う	3	2	1	0
⑧	プレゼンでは聴衆が何を求めているかについてはかなり神経質になる	3	2	1	0
⑨	プレゼンの準備では自分が納得できるものを作ることが重要である	3	2	1	0
⑩	プレゼンでは自分の考えていたことをそのまま伝えることが多い	3	2	1	0
⑪	どんなプレゼンでも緊張しない（読み原稿はまったく必要ない）	3	2	1	0
⑫	たとえプレゼンの時間が押しても、すべての内容をプレゼンしたいと思う	3	2	1	0

採点方法 タイプごとに、以下に示す番号の項目の得点（0～3 点）を合計してください。 満点は 9 点です。			もっともタイプ得点の高かったところに○をつけてください
信長タイプ得点	⑦＋⑩＋⑪	点	
秀吉タイプ得点	③＋④＋⑧	点	
家康タイプ得点	①＋⑤＋⑫	点	
三成タイプ得点	②＋⑥＋⑨	点	

下のレーダーチャートに 4 つのプレゼンタータイプ得点をプロットし、自分のプレゼンタイプの特徴をみてみましょう。点数の低い部分を伸ばしたり、高すぎるところを修正したりしてバランスを取ることが重要です。

プレゼンタータイプ・レーダーチャート

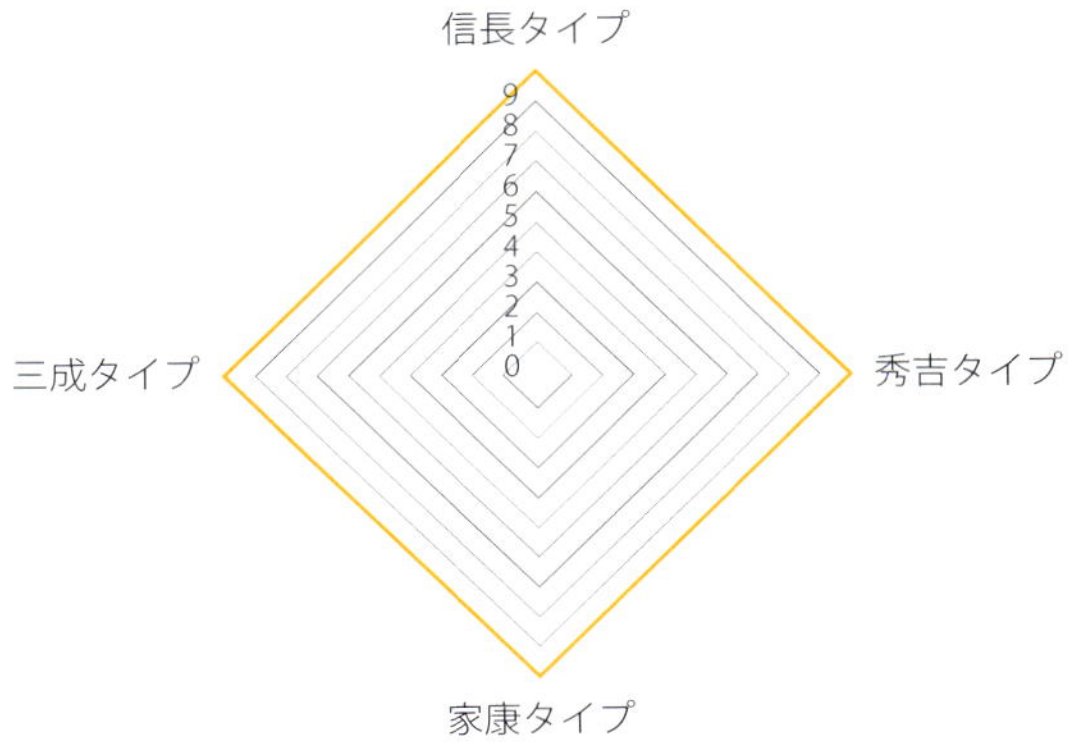

JCOPY 498-04858

環境や相手が変われば、自らそのタイプすら変える柔軟性が人間にはあるのです。ですから、テストで出た自分のタイプを中心に読んで、他のタイプの記載からもヒントを得る読み方がよいと思います。

① 信長タイプ

このタイプの人は、行動的で、自分に自信があり、人前に立つことに抵抗がありません。人から指図されるのを嫌う傾向があります。信長タイプの人がプレゼンをするとエネルギッシュで、堂々としたものになるでしょう。話すスピードは速めで、単刀直入、断定した話し方を好むので、プレゼンが予定より早めに終わることが多いでしょう。断定した話しぶりと、いい意味で大胆なプレゼンは、オーディエンスにとってわかりやすく、良い印象を受けるでしょう。プレゼンが早めに終わるのも、程度問題ではありますが、喜ばれることが多いです。また、緊張とは無縁で、本番に強いのもこのタイプです。

ただし、気を付けないと、自己主張ばかりが先に立ち「偉そう」な人だと見られるかもしれません。自分をよく見せるために他人の批判をすることがあり、オーディエンスが嫌な思いをすることがあります。また、プレゼン中に、腕組みをしたり、ため口で話したり、オーディエンスへの配慮に欠ける態度をとりがちなのもこのタイプの特徴です。また、準備をしっかりすることを好まないため、オーディエンスのニーズに沿っていない的外れなプレゼンになることがあります。これらの点に十分留意すれば、歯切れのいいよいプレゼンになることでしょう。

② 秀吉タイプ

このタイプの人は、一言でいうと「世渡り上手」。信長タイプほどではありませんが、人前に出ることも苦手ではなく、社交的で表情豊かに振舞うことができます。それも、相手に合わせて賢くコミュニケーションを変えることのできる順応性を持った人です。そのため、秀吉タイプのプレゼンは、オーディエンスのことをよく調べ、そのニーズに見合ったものとなり、オーディエンスの満足度は高いものとなります。また、新しいことを取り入れ、実行に移すことに長けているため、4つのタイプの中で、もっともインタラクションを好み、プレゼンに取り入れるのが上手なのも秀吉タイプです。

難があるとすれば、思いのほか神経質であるため、事前の準備が乏しいと、柔軟性に欠ける側面を持ち合わせているところです。その社交性も順応性も、事前のイメージトレーニングや準備の賜物。実は不意の変化には弱く、思いがけない質問がきたときなどに柔軟な対応をすることが苦手です。完全主義者で、失敗を嫌うので、オーディエンスから批判的発言があると、対立してしまうこともあります。柔軟な対応をすぐに身に着けることは難しいので、少しだけ自分の殻を割って、自己開示をするところから始めるのがいいかもしれません。この自己開示すら、秀吉タイプらしく、事前に計画しておくといいかもしれません。そうすれば、しなやかさと緻密さを兼ね備えた最強のプレゼンターとなることでしょう。

③ 家康タイプ

このタイプの人の特徴を並べれば、楽観主義、のんびり、移り気、アイデアマン、などになります。「金持ち喧嘩せず」というフレーズがぴったりくるでしょうか。基本的に温かく穏やか、和を重んじる性格です。このタイプの人は、穏やかにゆっくりと話すプレゼンをします。場の緊張感は低くなり、オーディエンスはリラックスして聞くことができるでしょう。また、一番アイデアを持っているのがこのタイプです。そのアイデアが盛り込まれたプレゼンは、創造的でとても楽しいものになるでしょう。

欠点をいえば、場当たり的で継続性に難があることです。新しいアイデアをポンッと出すのはいいのですが、そのアイデアを整理したり、まとめたりすることが苦手です。思いつきで話すこともあり、時間が足りなくなることがあります。また、細かいところをあまり気にしないので、スライドの不備が多いのも特徴です。インタラクションはあまり得意ではなく、オーディエンスからの反対意見に同調して終わってしまうことがあります。しかし、基本的にアイデアマンですから、これらの欠点に留意すれば、すごく魅力的なプレゼンができる可能性を秘めているタイプです。

④ **三成タイプ**

このタイプの人は、まずは念入りに情報を収集し、きちんと計画を立ててから、慎重に行動します。ただ、1度やり始めれば、粘り強く継続する力を持っている人です。「石橋を叩いて渡る」という言葉がこのタイプの性格をよく表しています。プレゼンは、論理的で精度が高く、よくエビデンスが調べられたものになります。また、スライドを作る際にも、生来の細やかさが活かされ、オーディエンスの見やすさや聞きやすさに配慮した作りこみがされて、オーディエンスは安心してみていられます。

三成タイプのするプレゼンは良く言えば堅実ですが、悪く言えば生真面目で面白みに欠けるということです。また、〝オタク〟の要素を持っており、玄人受けはするものの、それ以外の人には理解が難しい、そんな内容のプレゼンになるリスクがあります。また、細やかな性格が行き過ぎて、オーディエンスが気にしないようなスライドの些細な部分のミスにとらわれて、プレゼンが立ち行かなくなる、そんな失敗をする可能性もあります。秀吉タイプのような社交性を目指す必要はありませんが、三成タイプの堅実なプレゼンに、少しだけ肩の力を抜く瞬間を意図的に加えるととても良いプレゼンになることでしょう。

指導のポイント

- □ 方法＝道具はただ使えばいいというものではない。方法の原理に戻り、必要なときにそれに見合った道具を使うことを受講生に再確認させる
- □ 良い学習体験、悪い学習体験は、受講生にそれぞれイメージしてみてもらうとよい
- □ 通常座りっぱなしの一方的な講義を「悪い」体験としてもっている。その反対に、「良い」体験として、何かしらのインタラクションをイメージする人が多い。その気づきの流れのまま、インタラクションの項目を伝える
- □ learning pyramid は、エビデンスがない。インストラクターとしては、その限界も踏まえて learning pyramid のことを知っておく必要があるが、受講生には提示しないほうが無難
- □ 志向相関的自己開示については、インストラクターが自身のプレゼンで体験してみてから、受講生に伝えるようにする（実感を伴わないことを教育するのは難しい）
- □ 6　感情に働きかけるの項（76頁）において、「競争心」「怒り」「劣等感」の3種を刺激することには相応のリスクが伴う。プレゼン初心者は使わないほうがいいことを伝える
- □ 4つのタイプ分類は、ちょうどよいアイスブレイクにもなる。受講生に実際にテストをしてもらうのがよい

こんなプレゼンはいやだ!?

4 時限目
4 period

プレゼンの基本態度や基本技術について長々と書いてきました。これから書くのは、プレゼンの基本技術〝ではない〟ことです。すなわち、こうならないほうがいいということですので、間違ってもこれらを目指さないようにしてください。

1 話し方がうまい

話が上手、話し方がうまい人っていますよね。もちろん、うまいにこしたことはありません。ただ、プレゼンに関していうと、流暢に話せることは、仇となることがありますのでお気を付けください。

だいぶ前のことですが、医学生のプレゼンを聞く機会がありました。グループワークの成果物を、代表者が発表するといったものでした。そのなかに1人、関西弁でかなりの早口で話す学生がいました。ちゃんと息継ぎしてる？　と心配になるくらい、一度もつかえることなく数分の発表を話し終えました。まさにこれが「立て板に水」だという話しぶりでした。まあ、とにかく展開が速いので、よく聞くと、冗談をまじえていたのですが、オーディエンスの笑う間がない、そんなプレゼンでした。私も「うまいなあ」と感心して聞いていたのですが、終わった後、彼の流暢な話し方だけが印象に残っており、肝心の発表の内容を覚えていないことに気がつきました。私が特別、話し方に注目していたということはあるかもしれませんが、内容を伝えるという目的にとって、彼の話し方はデメリットとなっていたことは確かだと思います。

このように上手すぎる話し方は、オーディエンスの意識を削ぎ、内容の定着率を下げる可能性があるのです。「話し方が上手ですね」と言われたら失敗だ、それくらいに思っていたほうがいいのかもしれません。

JCOPY 498-04858

2 スライドにきれいな写真が多い

これも、話し方がうまいというのとまったく同じです。もちろん、写真がきれいなのにこしたことはありません。ただ、その写真、本当に必要ですか？　ということを自分に問い直してほしいと思っています。

適度に写真やイラストの入ったスライドは、オーディエンスの目を引きます。また、写真やイラストには、一見でメッセージを伝える力がありますので、〝上手く〟使えば、文字だらけのスライドよりも、オーディエンスの理解を促し、インパクトを与えることができるでしょう。しかし、繰り返しますが、その写真、本当に必要ですか？

スライドに写真を使うという行為も方法ですから、その妥当性は、状況と目的に応じて決まります。この場合、特に目的に留意しましょう。写真なんのために写真を使っているかを、自分の胸に聞いてみるのです。写真を使ったら格好いいスライドになりそうだから、とか、空白があると落ち着かないのでイラストを入れたいんだ、とか、一眼レフで撮ってきた自慢の風景画を見せたいから、といった理由で写真やイラストを使っていませんか？　それが、プレゼンの本来の目的から外れていることはもうおわかりですよね。オーディエンスの理解や学習のためではなく、自分のために入れた写真（イラスト）になっているわけです。だから、これを「オレオレ写真」と呼んでいます。

写真をまったく使うなと言っているのではありません。上手く使えばとても有効な手段です。ただ、文脈とまったく関係のない写真やイラストは少なくともやめたほうがいいです。たまに見かけてすごく気になるのが、自分で飼っているワンちゃんや猫ちゃんの写真をちょいちょい挟んでくるプレゼンです。かわいいのはわかります。そしてとてもかわいがっているのもわかります。しかし、それはプレゼンとは関係のないことです。

そういう私も、実はつい最近まで、ちょっとした「オレオレ写真家」でした。私がよく使っているのは、写真素材のサイトから落としてくる、外国人の写真とかです。外国人の写真を使うと、スライドが一気におしゃれになるんですよね。ただ、それは、おしゃれなスライドを作りたいという私の「オレオレ」の気持ちだったことに、最近になってようやく気が付きました。以降、写真は使いますが、場面転換のためのスライドや、

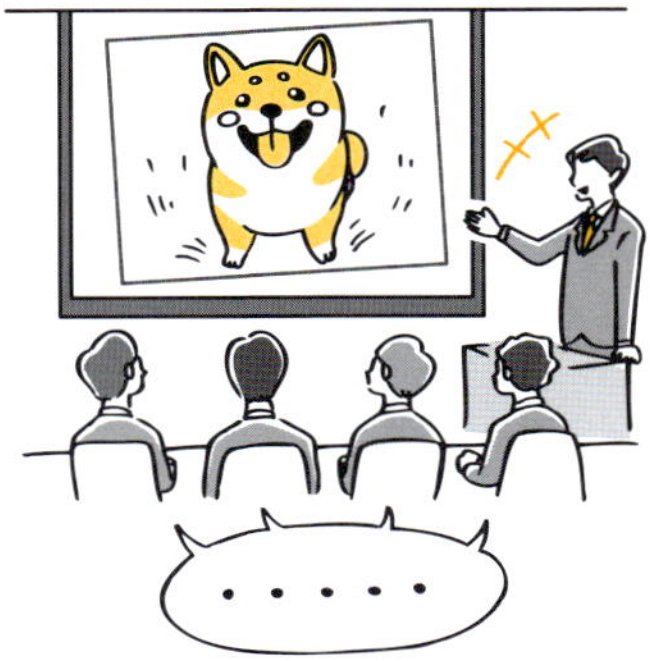

自分の伝えたいメッセージによほどぴったりくる写真が見つかったときのみにしています。最後にもう一度、「オレオレ写真」にご注意を！

3　経験が豊富である

え？　経験が豊富であることがプレゼンの基本にならないの？　そう思いますよね。良い経験なら豊富であるほうがもちろんいいです。しかし、あまり良くない経験だったとしたら？　そうです、かえってよろしくありません。

ここまで考えてきたような、オーディエンスへのあるべき態度と、プレゼンの基本を踏まえた、大きな間違いのないプレゼンの経験を積むことはよいことです。しかし、良くないプレゼンをたくさん経験してきたとすると、間違った方法を固く身に着けてしまっている可能性があるわけで、実は、未経験の人よりもたちが悪いのです。経験は、人間に自信を持たせます。経験を積めば積むほどその自信は強くなっていきます。スポーツの勝敗のように、成功／失敗がはっきりしているものであれば、成功も失敗も経験を自らの糧とすることができるでしょう。問題は、成功か失敗かがわからない経験の場合です。プレゼンは成功か失敗かがわかりづらい経験の最たるものです。流暢に喋れたことがプレゼンの成功を表すわけではないし、きれいなスライドができたからプレゼンが成功したのでもないのです。それだけを目指せば、むしろ失敗に近づくことは、この**4時限目**で書いてきた通りです。

プレゼンの本当の成功は、オーディエンスがそれにより行動変容を起こしたときです。でも、それはいつになるかわからないし、実際問題、判断することは難しい。プレゼンというのは、その成否が、少なくともすぐにはわからない経験なのです。このことに自覚的になれず、〝ある意味の〟間違ったプレゼンを繰り返し行っていけば、自分のプレゼンを見直せない、経験豊富な自信家の出来上がりです。

実はこれも、私が自ら反省していることです。相当量のプレゼンをやっていると、人前に立つ緊張はだんだんなくなります。つまり、プレゼンをすること自体は徐々に楽になっていくのです。すると、いつの頃からかはわかりませんが、プレゼンに対する真摯さが減ってきたように思われたのです。「これだけ数をこなしてきたんだから、そこそこ準備しておけば、（良いプレゼンが）できるだろう」、どこかでそう思っていたような気がします。だから、この本を書くことは、私の1つの罪滅ぼしなのかもしれません。

さて、単純に「経験が豊富」ならよいわけではないことがおわかりいただけたでしょうか。

指導のポイント

- インストラクター自身のプレゼンが、この「基本技術ではない」ことにはまってしまっていないか確認する
- 「方法の原理」に立ち戻る必要性を強調する
- インストラクターと受講生がプレゼンの成功も失敗も共有できる関係作りを目指す

JCOPY 498-04858

5時限目 5 period インタラクションの基本スキル

3時限目（47頁）において、オーディエンスの能動性を引き出すために（参加者に〝参加〟してもらうために）、インタラクションが重要であることを書きました。**5時限目**では、インタラクションの基本スキルを紹介することにします。

ここで復習です。インタラクションとはなんだったでしょうか。そう、相互作用、お互いのやりとりといった意味でしたね。プレゼンでのインタラクションとは、すなわち、プレゼンターとオーディエンスの間のやりとりのことを指すのでした。「やりとり」といいうと、参加者に意見を聞いてまわったり、質疑応答をしたりすることを想像されるかもしれません。しかし、こうした「目に見える」やりとりだけがインタラクショ

JCOPY 498-04858

ンではありません。プレゼンターが何か言葉を発して、それに対してオーディエンスの心が動かされる、何かを想起する、言うなれば、「心の内」のやりとりも含んでいます。プレゼンターの働きかけに対して、オーディエンスが何かしらの反応を起こしたのであれば、それはすべてインタラクションなのです。

1 非言語的・準言語的コミュニケーションの意識

コミュニケーションを言語的コミュニケーションと非言語的コミュニケーションの2種類、または、その中間的な準言語的コミュニケーションを足して3種類に分けて考える方法があります。

言語的コミュニケーションは、その名の通り、言葉そのものや、フレーズ、言い回し、その内容によるコミュニケーションです。これはコミュニケーションをするときに、我々が通常一番意識しているものです。相手になんて話かけるか、こんな言い方だと相手が傷つくのではないか、どんな内容を話すか、この言葉を入れないと理解してくれないのではないか、などなど。プレゼンであれば、プレゼンターの話

課外授業

メラビアンの法則の誤解1

「非言語的なメッセージが大切だ」ということをどこかで聞いたことがある人は多いと思います。これは、ある1つの研究結果がもと

す言葉、スライドに書いてある文字のすべてが言語的コミュニケーションにあたります。人間同士でコミュニケーションをする以上、もちろん、その内容や言葉を吟味することはとても大切です。

しかし、コミュニケーションは言語的な要素だけで構成されているのではありません。心理学者が指摘するように、むしろ、私たちが忘れがちなコミュニケーションの非言語的な部分にもっと焦点をあてるべきなのです。準言語的コミュニケーションと非言語的コミュニケーションに分けて考えてみることにします。

準言語的コミュニケーションとは、言葉に付随する語調・音調、スピード、抑揚といったものを指します。メッセージは言葉面だけで伝わるのではありません。例えば『これはおいしい』という短いフレーズでも、準言語的な違いにより、伝わるメッセージはずいぶん変わります。なんの抑揚もつけず、単調なペースで「こ・れ・は・お・い・し・い」と言ってもあまり美味しそうには聞こえませんよね。でも、渋く低めの声でゆっくりと「(うむ) これは美味しい」と言われれば、どこか深みのある重厚なおいしさをイメージすることができるでしょう。もしくは、高めの声で、語尾の音程を少し上げて、かわいらしく

になっています。メラビアンという心理学者が、こんな実験をしました。言葉と態度が矛盾したコミュニケーションをすると、人はどちらを信じるか。例えば、怒った態度をとりながら、言葉では「怒ってないよ」と言ったら、怒っていると感じるか、怒ってないと思うか。まあ、通常「怒っている」と思いますよね。結果もその通りになりました。こうした感情的な矛盾を伴うようなコミュニケーションにおいて、メッセージに占める割合は、言語的な要素が7%、声のトーン、スピードなどの準言語的な要素が38%、表情や態度など

JCOPY 498-04858

「これは美味しい♡」と言えば、甘美なスイーツの美味しさを表現することができます。

このように、同じフレーズでも、抑揚や、音調、スピード、声の高さなどで、かなり印象が変わることがわかると思います。プレゼンターとなったときには、自分が強調したい部分や、伝えたいイメージによって、これらの準言語的な要素を使い分けることが必要です。「そんなの自然とやってるよ」と思う人がいるかもしれません。その通り、我々は日常的に「自然と」この準言語的な要素も含んだコミュニケーションを行っています。先ほどの「これはおいしい」というフレーズだって、機械の音声のような単調な言い方をする人なんていませんよね。そのときの自分の感情に見合ったスピードや抑揚、声質に自然となってしまうのが人間というものです。しかし、プレゼンテーションは日常ではありません。ある意味、創られたコミュニケーション、もしくは、創っていくコミュニケーションです。そのため、プレゼンでは、より準言語的な部分を〝意識して〟話すことが重要になるのです。だって、目の前に実際に美味しいものもなければ、事例として話すことになっている患者さんもその場にいるわけではないのですから。実を言

の非言語的な要素が55%だというものです。この割合をとって「7-38-55ルール」と言ったり、または「メラビアンの法則」と言われたりもします。

課外授業

メラビアンの法則の誤解2

コミュニケーションを考えるときに、非言語的な要素を考えることはとても大切なことです。その意味でメラビアンの功績は大きいと思います。ただ、問題は、メラビアンの法則が誤解され、拡大解釈

うと、私も人のことは言えないのです。比較的淡々と、単調に話してしまうことが多いようで、よくそう指摘されます。しかし、その単調な言い方のなか、時折、抑揚のついた語気の強い言葉を発するのですが、それがより印象的になるというメリットはあるようです。


されているということです。

この研究は、あくまで感情的な矛盾を実験的に作った、その結果にすぎません。すべてのコミュニケーションにこの法則が当てはまるわけではないのです。

例えば、あなたが診てもらう医師が、この法則に従って「医学的内容なんて7％に過ぎないから、態度だけよければいい」という考えをもっていたらどうですか？　その医師にはかかりたくない、まあ、そうですよね。言語的な要素が何より重要なコミュニケーションはたくさんあるのです。

メラビアンの法則は、コミュニケーションにおける非言語的な面を意識させる良いものですが、拡大解釈は禁物です。誤解なく使うようにしたいですね。

2 動きをつけよう（非言語的コミュニケーション）

1つ前の項では準言語的コミュニケーションのことを書きました。この項でお伝えしたいのは、非言語的コミュニケーションです。言語、言葉によらないコミュニケーションのことですから、これには、表情や顔色、視線、態勢・姿勢、ジェスチャー（身振り・手振り）、さらには相手との距離などが含まれます。

コミュニケーションに非言語的な要素があることは、すでに広く知られている事実ですし、日常よく実感されることでもあります。直立不動で無表情で話すよりも、表情良くジェスチャーを交えながら話すほうが、内容も情熱も伝わりやすいのは明らかなことです。前項でも書いたように、それは普段、我々が自然と行っているコミュニケーションです。でも、プレゼンは非日常、より意識して非言語的な要素を使うようにすることが、よきプレゼンターへの近道です。とりわけプレゼンの場面で意識するとよい非言語的コミュニケーションを見てみましょう。

● 表情・顔色

これは、にこやかな笑顔を基本にするのがよいでしょうね。むすっとした表情で話されたら、せっかくのよい内容も台無しです。でも、もしも、例えばあなたが医療の現状や、体制に対するある種の憤りを持っており、それもメッセージとしたいのであれば、その部分を話すときだけは、少しばかり腹を立てているといった表情をすることは必要かもしれません。そうした内容をにこやかに話しても、今度は逆にメッセージは伝わりづらくなりますから。相手の感情に働きかけることについては**3時限目**（47頁）に書きましたので、もう一度参照することをお勧めします。

「顔色が悪いよねえ」、そう言われてもそこは変え難い、うん確かにそうです。しかし、ここが意外と見られているところなのです。すごく疲れていそうな顔、おどおどしている顔、いらいらしている顔、どれもオーディエンスはネガティブなイメージをもちます。こうした顔で登場するのは、わざわざプレゼンのハードルを上げているようなものです。プレゼンに向けて、体力・気力を充実させておく、そうすれば自然と良い顔色になります。少なくとも前日に呑みすぎて、二日酔いで登壇するという事態は避けたいものです。

● 視線

オーディエンスにきちんと視線を送ることも、大切なインタラクションです。プレゼンターがどこを見ているかって、意外と遠くからわかるものなんですよね。人間は、こっちを見ていない人に対しては、注意を逸らすものです。逆にこっちをずっと見てくる人には注目せざるを得ないものです。

視線の送り方はいくつかあります。ゆっくりと全体を見回すようなやり方、数人のブロックをぼんやりと見るようなやり方、特定の1人に視線を合わせるやり方、会場の一番遠くに視線を送る方法などです。実際にはこれを組み合わせて行うことが多いです。プレゼン開始後、しばらく様子をうかがっていると、こちらの言葉によく反応してくれる人が何人か見つかるものなので、私はその人に対して定期的に視線を送ることにしています。まるでその人と対話をしているような、そんな自然な語り口でプレゼンを進めていくことができるからです。もちろん、この場合でも、特定の人ばかり見るのではなく、全体にも視線を送るように配慮することは必要です。

● 態度・姿勢

これも、案外見られているところです。ＰＣ周りでがさごそ何かしている人、オーディエンスへのあいさつもなく、プレゼンというタスクをこなそうとだけしている人、演台に肘をついて偉そうにしゃべる人、これらはやはりよくありません。自分で申しこんで登壇しているのか、招待されてしゃべるプレゼンなのかにかかわらず、プレゼンターに必要なのはオーディエンスへの敬意です。自分のプレゼンのために時間を使ってくれている、そのことに対して感謝の意を述べ、また敬意をもった態度をとらなければいけません。

最終的にはＴＰＯに合わせてするかどうかを決めることになりますが、演台を使わない、もしくは演台の前に立つという方法をお勧めしておこうと思います。プレゼンの環境設定のスタンダードは、真ん中にス

JCOPY 498-04858

ライドを映し出すスクリーンがあり、たいてい正面に向かって左側に演台があり、その演台の上にＰＣが置かれていて、それを見ながら話すというものです。しかしこの設定では、プレゼンターの身体の多くの部分が演台に隠されてしまい、オーディエンスに対して敬意ある態度を示しづらい状況になってしまいます。また、ＰＣばかり見ることになり、視線を送ることが減り、ジェスチャーも行いづらい環境です。

そこで私は、なるべく演台の前や、横に立つことにしています。もしくは、プレゼンの開始までに時間的猶予があるならば、演台自体を下げてもらうようにします。そうすると、身体もしっかりオーディエンス側に向けることができますし、それをオーディエンスに見てもらうことができます。これすらもインタラクションですので、演台の陰でこっそりとオーディエンスに身体を向けていてもだめで、そうしていることがオーディエンスに伝わることが大切です。

演台から外れてプレゼンをするのに必要なデバイスが１つだけあります。一般的には「クリッカー」と言うのかな。スライドを送ったり戻したりできるボタンが付いたリモコンのようなものです。レーザーポインタが付いていることも多いですね。ＰＣから離れてスライドを操作しなければならないので、まあ、必須のアイテムと言っていいです。最近は、会場で用意してくれていることも増えています。私は、プレゼンをしに行く場合には、必ず携行するようにしています。

● ジェスチャー

日常の対面でのコミュニケーションにおいては、身振り手振りが大きすぎると（特に日本人には）嫌がられることもありますが、プレゼンにおいては、普段よりも大げさかなと思うくらいのジャスチャーを使うことをお勧めします。プレゼンの場合には、なにせ、相手は何mも離れた場所にいますので、小さなジェスチャーは見逃されてしまうからです。

ジャスチャーは思っているより大きな効果を生みます。例えば、1、2、3、4と箇条書きになっているスライドを読み上げるとしましょう。ジェスチャーなしで「1．○○、2．□□、3．……」と読み上げるよりは、たとえ自分の立っている場所からスクリーンが遠く離れていたとしても、映写された数字を少し大きな動作で1つずつ指しながら話すほうが、オーディエンスの注意の向き方は大きく違ってきます。また、例えば「大きな連携の輪と、小さな連携の輪の組み合わせが地域連携には

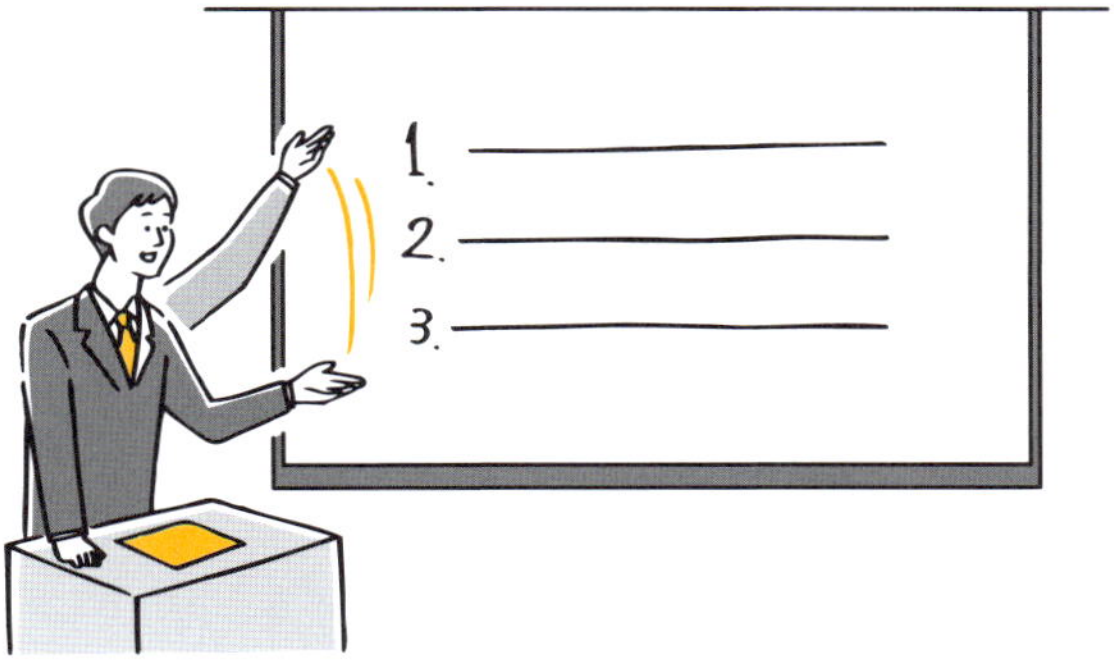

必要です」などと話す際には、〝大きな〟と言う際には、腕をいっぱいに伸ばして大きな輪を表現し、〝小さな〟と言う際には、身体全体をぎゅっと小さくするイメージで小さな輪を表現すれば、大きい／小さいが鮮やかなイメージとしてオーディエンスに伝わることでしょう。いずれにしても、自分ではやりすぎたかな、と思うくらいの大きなジェスチャーを目指すほうがよいようです。

ジェスチャーには得手不得手があると思います。私もどちらかというと得意なほうではありません。はじめは気恥ずかしさもあります。しかし、相手の行動変容を促すというプレゼンの目的、その効果を最大限にするためにいかに工夫するかという原点に戻り、ぜひ大げさなくらいのジェスチャーにチャレンジしてみてください。

※レーザーポインタについて

たいていの場合、演台にはレーザーポインタが置いてあります。だからといって、必ず使わなければいけないものではありません。上手く使わないと、かえってオーディエンスの集中力を途切れさせることになります。もし使うとしたら、ジェスチャーの一部と考えるのがよいと思います。だじゃれではありませんが、本当に「ポイント」的に使うのがよいでしょう。

たまに、レーザーポインタでずっとスライドの文字をなぞりながらプレゼンをする人がいますが、これはオーディエンスにとってはかなりのストレスです。なぜなら、人間は声に出して読むよりも、目で追って読むほうが、格段にスピードが速いからです。自分のペースで読みたいのに、演者のタイミング、演者のペースを強要され、さらにゆらゆら揺れるポインタの光をずっと眺めていないといけないわけですから。こうした使い方は今この瞬間からやめましょう。

レーザーポインタを使うとしたら、ジェスチャーの1つとして使います。図のある部分を指し示したいときに少しだけ使用するとか、先ほどの大きな連携・小さな連携のことを話すときに、大きな輪と小さな輪をポインタで書いて表現するとか、そういう使い方ならアリではないかなと思います。

あと、レーザーポインタには赤色レーザーと緑色レーザーがありますが、ここはぜひ緑色を使ってください。多少値が張りますが、視認性がまったく違います。赤色はほどんと見えないと思ってください。

3 参加者に話しかけよう

参加者と話すこと、これは本当の意味での双方向性のコミュニケーションですから、強力なインタラクションです。オーディエンスに話しかけるというと、何かを質問することを想像されるかもしれませんが、話しかけるスキルは他にもあります。

まずは近くの人と話す方法。プレゼンターの近くの席に座っている人にプレゼンの途中、話しかけることがあります。たいていそれは一番前の席です。一番前に座っている人は基本的にモチベーションが高く、あなたのプレゼンを聞きたいと思って参加している人です。すなわち、そういう人へ話しかけるのであれば、プレゼンを聞いていなくて「ええと、なんでしたっけ?」と言われることや、目を逸らされたり、無視されるといった失敗のリスクが低く、安全です。話しかける言葉は簡単なものでいいのです。「ね、そう思われますよね」とか、「この部分、大事なところです。チェックしておいてくださいね」とか、「あ、ご理解いただけましたか、ありがとうございます」など、相手からの答えを求めないような話しかけで十分です。ただ、プレゼンを通してその人ばかりに話しかければ、他のオーディエンスを置いてけぼりにすることになりますので、ご注意ください。

次は、全体に話しかけるという方法です。ここでは、質問を投げかけて、質問に対する答えを求めないというやり方を紹介します。なるべくオーディエンス全体を見回したうえで（もしくは見回しながら）、オーディエンスにこのように話しかけます。例えば、医療用麻薬*に関するプレゼンの始めに、「麻薬という言葉を聞いてまず何を想像しますか？」などと話しかけてみる。その後少し間を空けるほうがいいです。具体的には5秒くらいでしょうか。その後、それについて答えを聞く必要はありません。なぜなら、これから話す内容について、オーディエンスそれぞれの自己認識を新たにしてもらうことが目的であって、プレゼン開始時点で正しい／間違った認識を持っていることをテストする必要はないからです。

また、例えば、認知障害について講演をするときには、「一昨日の朝食に何を食べたか思い出してみてください」などとオーディエンスに投げかけます。その後、同じく少々間を空けて、「案外、覚えていないも

*医療用麻薬：がんなどによる強い痛みに使用される痛み止めのうち、「麻薬及び向精神薬取締法」でその生産、流通、管理、使用が定められている薬剤。代表的なものにモルヒネやオキシコドンがある。

JCOPY 498-04858

のですよね」などと言った後に、単なる物忘れと認知症の違いを話すのもいいかもしれません。ここでも、一昨日の朝食を実際に答えるプレッシャーをオーディエンスに課す必要はありません。これから話す内容に関して、オーディエンス自身の実感をスタートにする工夫をしたということですから。

次に、とある気持ちをオーディエンスに体験してもらう投げかけを紹介します。これは、当事者の心理やコミュニケーションについて取り扱うようなときに、特に有効な方法です。「これから、ある場面を皆さんにイメージしてもらおうと思います。静かに目を閉じてもらってもよいでしょうか」などと前振りをしたうえで、「今、皆さんは診察室の前にいます。健康診断でがんの疑いがあると言われ、先週までこの病院で精密検査をしていました。今日はその結果を聞きに来たのです。さあ、今、どんな気持ちでいますか?」などと投げかけます。もちろん、イメージする時間を確保します。この手の投げかけも、多くの場合、聞いてまわる必要はありません。自分の気持ちを公にすることは、ストレスを伴う作業ですし、〇〇と思わないといけないという正解がある問いではないからです。

近くの人に話しかける、全体に話しかける、イメージをしてもらう投げかけ、いずれの場合も、皆さんが問いかけることで、オーディエンスは自然とプレゼンに参加しています。プレゼンターの問いかけに対して、オーディエンスが反応をしている、すなわちインタラクションなのです。

4 好みの学習スタイルに違いがあることを理解しよう

物事を学ぶときの方法には得意／不得意があるようです。視覚が優位の人、耳から聞くのが得意な人、身体を動かすことで学習効率が上がる人。そのそれぞれに配慮することが、オーディエンスとのインタラクションすることにつながります。

自分がどの感覚が優位かを知るには、テストや受験勉強のときのことを思い出すとよいです。教科書を読んで覚えることが得意だったり、それを図式化するとより効率があがったという人は視覚優位[7]の学習スタイルを持っている人です。誰かが話しているのを聞いたり、自分で音読するのが性分に合っていたという人は聴覚優位の学習が得意な人です。いやいや、講義ノートをしっかり取って、さらには単語などを繰り返し

7　二階堂忠春・田中千尋。聞き手を熱狂させる！　戦略的話術。廣済堂出版。2009年。68－69頁

書くことで暗記するのが好きだったという人は、運動感覚優位の学習を好む人だと思われます。皆さんが相手にするオーディエンスも、それぞれ得意な学習スタイルをもち、それが混在しています。ですから、どの学習スタイルをもつ人にも満足してもらえるように、プレゼンを計画することが基本となります。

視覚優位の人は、やはり、視覚教材を好みます。そもそもスライドプレゼンテーションは、視覚を重視した伝達方法です。ですから、スライドを使う時点で、視覚優位の人向けのプレゼンとなっていると思ってください。しかし、さらに視覚に訴えるとするならば、スライド上の文字をなるべく減らし、図式やアニメーション（最小限で）、ビデオ教材などを使用するとよいでしょう。

聴覚優位の人は、耳から入ってくる情報を好みます。視覚優位の人にとっては、プレゼンターが言葉足らずであっても、情報がスライドにあれば事足りますが、聴覚優位の人にとっては、命とりとなりかねません。聴覚優位の人に配慮するのであれば、スライドに過度に頼らず、話し言葉として何を伝えるかに注力する必要があります。また、聴覚優位の人は、他のオーディエンスの言葉からも学ぶことができますので、オーディエンスとの言葉でのインタラクションを多くしたり、グループでの討論などを加えるとよいでしょう。

運動感覚優位の人は、ノートやメモを取ることを好みます。ですから、このスタイルの人に対しては、ハンドアウトを準備して、書き込めるようにしておくのがよいでしょう。また、身体を動かすことが好きなので、挙手を促したり、リハビリなど動作を伴う内容であれば、実際に動いてみてもらうことも有効です。ワークシートを取り入れることもあります。

3時限目で取り上げた、人生の最終段階の意思決定を私が話すときには、実際に事前指示*の一部

*事前指示：リヴィング・ウィル。自分が意思決定ができなくなったときのこと（延命治療）や、死後のことについての意思や希望を残しておくこと。または、その書面のこと。

おもて

私は，下記の医療行為について，受けるか否かについて以下のように希望します．

①輸液	(1) 希望する	(2) 希望しない
②中心静脈栄養	(1) 希望する	(2) 希望しない
③経管栄養（胃瘻）	(1) 希望する	(2) 希望しない
④昇圧剤の投与	(1) 希望する	(2) 希望しない
⑤人工呼吸器	(1) 希望する	(2) 希望しない
⑥蘇生術	(1) 希望する	(2) 希望しない
⑦その他（具体的に：		）

うら

以下のことについて今の自分の考えを記載して下さい．

1. 理想的な終末期の過ごし方，理想的な死に方だと思うのはどんな状態？
2. こういう終末期，死に方はしたくないなと思うのはどんな状態？（病気で亡くなるという状況で）
3. 献体や臓器提供についてどんな考えを持っている？

図5

JCOPY 498-04858

を書いてみてもらうことにしています 図5。このような実際の体験は、すべてのオーディエンスにとってのインタラクションを意図しているものですが、きっと運動感覚優位の人には、より〝効いている〟んだと思っています。

5 使えるインタラクション

ここでは、実際に用いることのできる具体的なインタラクションを紹介します。どれも大層な準備を必要としないものばかりです。プレゼンに上手く組み込んで、オーディエンスとの双方向コミュニケーションを楽しみましょう。

● 挙手を促す

その名の通り、オーディエンスに手を挙げてもらう方法です。挙手をしてもらうのには多少のコツがあります。まず、いきなり「○○の人、手を挙げて！」と言っても手は挙げてくれません。プレゼンを聞きにきて挙手することを想定している人は少ないからです。だから、挙手を促す前に、準備の一言が必要になります。「これから、挙手でアンケートをとってみたいと思います」とか、「皆さんの考えを知りたいので、これから言う3つのどれかに手を挙げてください」などとオーディエンスが次にやることをイメージする時間を作りましょう。

次に、どんな問いかけをするのか十分考えておきましょう。ここでもやはり正解/不正解を問うような言い方はうまくありません。特に、知らない、できない、わからないという否定形の問いはご法度です。「アドバンス・ケア・プランニングという言葉を知らなかった人、手を挙げて」と言って気持ちよく手を挙げられる人はいません。しかし、これを「アドバンス・ケア・プランニングを知っている人、手を挙げて」としても、それは暗に、手を挙げなかった人に否定のメッセージを送っていることになっていますから、やはり、正解/不正解がはっきりしている問いはあまりよくないのです。プレゼンターがインタラクションで目指すことは、知らない人、できない人をあげつらうことではなく、オーディエンスの学習を最大限に引き出すことですから。

上手な問いは次のようなものです。プレゼンの開始時に、参加者層を把握することを兼ねて、「本日参加されている人の職種を聞いてみたい

JCOPY 498-04858

と思います。挙手でお答えください」と聞いてみる。また、先ほどのアドバンス・ケア・プランニングについてなら、「皆さんがアドバンス・ケア・プランニングにどれくらい興味をおもちか聞いてみたいと思います。すごく興味がある、まあまあ興味がある、まあ普通だの3つのどれか1つに手を挙げてください」などと聞いてみる。このように物事への関心や興味の程度を聞くのは安全な方法です。興味の違いに良い／悪いがあるわけではないからです。

同じ質問に少し遊びごころを入れて、アイスブレイクとするのもいいかもしれません。「皆さんがアドバンス・ケア・プランニングにどれくらい興味をお持ちか聞いてみたいと思います。すごく興味がある、まあまあ興味がある、まあ普通だの3つのどれか1つに手を挙げてください。まあまあ興味がある人は素早く手を挙げてください。まあまあ興味があるという人は少しゆっくりと。まあ普通だという人はすごくゆっくり手を挙げてください」。いかがでしょう。皆さんもぜひお試しください。

● 考える時間を与える

本章の「3　参加者に話しかけよう」（116頁）で少し触れましたが、

質問をして答えを聞かないというのも立派なインタラクションです。この方法には2種類の導入の仕方があります。1つは、質問を投げかけるときに、後から〝聞かない〟ということを隠しておき、後で聞かれるかもという、ある種のプレッシャーを利用する方法です。学校の講義などで、オーディエンスがあまりにも集中力に欠けるときには、私も使うやり方です。

もう1つは、はじめから「後で聞いたりしませんので」と付け加えてから質問をする方法。こちらは、オーディエンスの緊張感を高めることなく、オーディエンスにテーマについての想起を促すものです。「ここで、皆さんに1つ質問をしようと思います。がん患者さんの痛みを和らげる方法にはどんなものがあるでしょうか？　いえ、後から聞いたりはしませんので、ご自身の頭の中だけでいくつかイメージしてもらえれば結構です」といった具合ですね。

会場の雰囲気を感じ取って、プレゼン中にこの2種類を使い分けることができるようになれば、もうプレゼン上級者です。

●バズグループ

英語ではBuzz groupと書きます。buzzというのは蜂などがブンブンと飛び回る様子のことですが、蜂だけではなく、人間にも使われる言葉のようです。人が集まってざわざわ、がやがや言っていることを指します。事前申込制のセミナーなら、あらかじめグループを組んでおいて、グループでディスカッションしてもらうことができますが、多くの研究会や講演会ではそうはいきません。そんなときでも、バズグループを使ってオーディエンス同士のディスカッションを促すことができます。

やり方は簡単です。隣の人や近くの人と短時間話してもらうだけです。その様子がざわざわ、がやがやとしているため、バズグループと言うのです。スクール形式（学校のように机と椅子、みんな前を向いている）やシアター形式（映画館のように椅子だけ、みんな前を向いている）でも大丈夫、椅子や机を動かす必要はありません。隣の人とならちょっと横を向いて話してもらえればいいですし、例え

図6 バズグループ

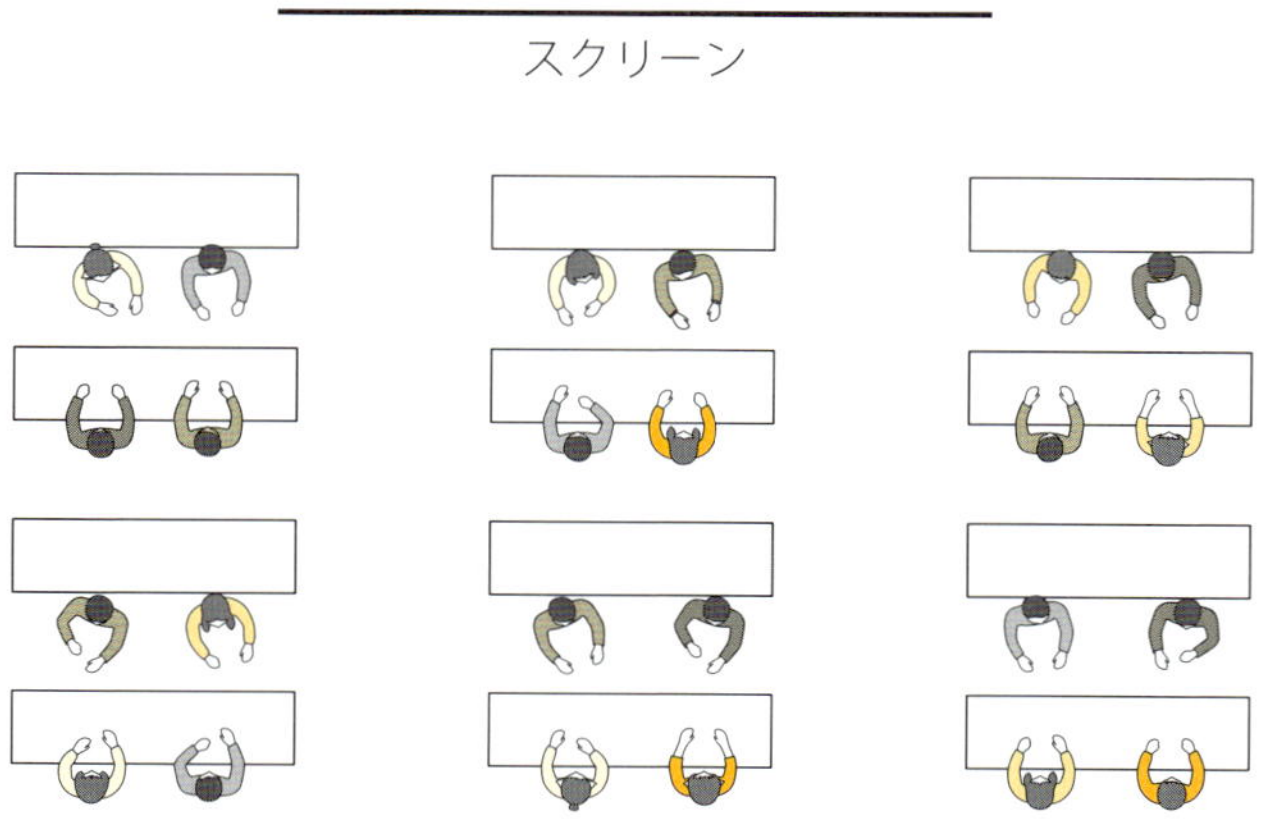

ば奇数列の人に後ろを向いてもらって、4人くらいで話してもらってもいいと思います 図6 。

バズグループで話し合うときの例を出しましょう。「せん妄に早く気づくには患者さんの言動のどこに注意を払ったらよいと思いますか？少し時間を取りますので、お隣の方と話し合ってみてください」。このとき、ディスカッションの課題は、少々しつこいかな？　と思うくらい詳しく提示するほうがいいと思います。課題が曖昧だと、何を話したらよいかわからず困惑するオーディエンスが増えます。可能であれば、スライドに課題を出しておきましょう。これは、とりわけ視覚優位の人にはうれしい配慮でしょうね。そして、ここでも、課題の立て方には十分留意してください。1つの正解を出すようなものではなく、参加者がそれぞれ思い思いのことをしゃべれるような課題がよいです。

そして、次に気を使ってほしいのが、話し合ってもらったことをオーディエンスから聞き出すときの方法です。どんなに話しやすい課題を立てたとしても、多くの人にとって、人前で意見を聞かれるのはストレスです。そこで一工夫。せっかく〝グループ〟として話し合ってもらったわけですから、意見を聞くときには「このグループでは、どんな意見が

JCOPY 498-04858

出ましたか?」とか、「このメンバーではどんな話になりましたか?」などと、その個人の意見ではなく、ひとまとまりのグループとしての意見を聞くようにしてあげると、だいぶストレスが和らぎます。もちろん、応答のスキルとして、話してくれた意見を、一度反復して全体に共有することを忘れてはいけません。

● ミニロールプレイ

ロールプレイ*は、研修会などにおいて、参加者がある役柄(ロール)を演じる(プレイ)ことで、その役を疑似体験し気づきを得ようとするものです。研修会のなかで本格的に行おうとすれば、シナリオを作りこみ、グループ分けに配慮して、ロールプレイの環境を整えて、などかなり準備が必要なものですが、ここでは、スクール形式や、シアター形式でも気軽に行える簡便な方法を紹介することにします。

気軽にといっても、これまでのインタラクションに比べれば、ミニロールプレイはオーディエンスや場所を選びます。何かしらの役を設定しますので、まったくイメージができないものは当然演じられないからです。

例えば、一般向けの講演で「せん妄の患者さんになりきってみましょう」

*ロールプレイ: 直訳すれば「役割演技」。複数人で(3名のことが多い)、ある役割を演じて、ある状況を模擬体験する学習方法の1つ。医学部教育では、患者さんとの面談を模擬体験するのに広く使用されている。

と言っても、演じられる人は少ないでしょうし、少なくとも、よい学習になるとは思えません。これが、主として病棟の看護師さん向けのセミナーであれば、同じ「せん妄の患者さんになりきってみましょう」は実施可能なロールプレイのテーマとなります。

研修会で行うようなロールプレイでは、演じる2名と、それを俯瞰してみている観察者、その3名でグループを組むことが多いですが、ミニロールプレイでは観察者は立てません。自分の席に座った状態のまま、隣の人と会話をするようなスタイルでローププレイをしてもらいます。必然的にミニロールプレイで行えるテーマは対面での会話のやりとりに限られてきます。

医療者と患者の面談、他の職種とのやりとり、上司と部下が会話するなどの場面がミニロールプレイには向いています。私がやったことがある（やってもらったことがある）のは次のようなものです。

例1「患者さんがせん妄になると、家族は何が起きているのかわからず不安に思います。家族へせん妄について説明する場面をロールプレイで再現してみましょう。隣の人とペアになって、医療者役、患者の家族役となって、会話をしてもらいます。3分ほど経ったら合図をしますの

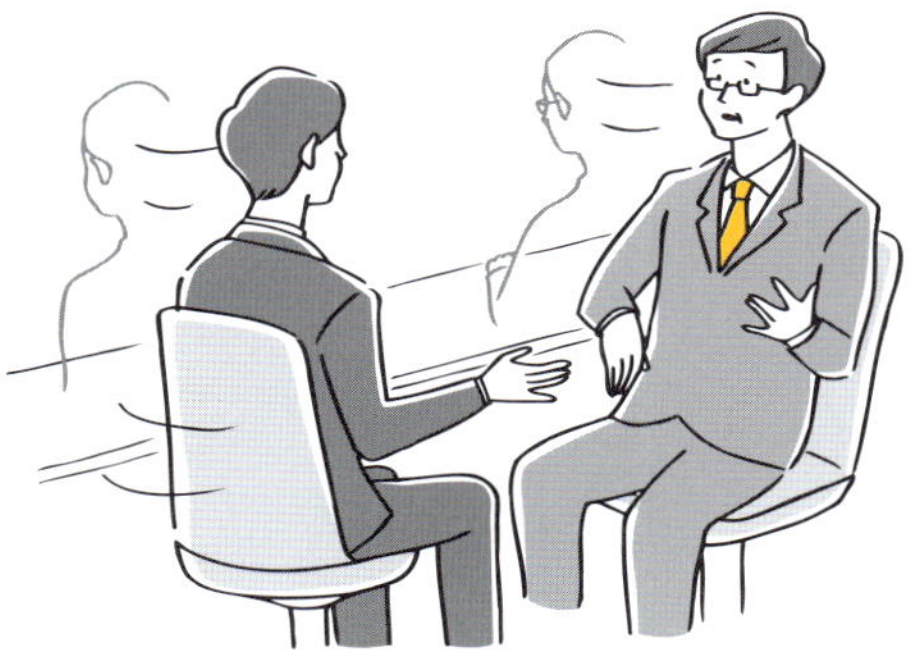

JCOPY 498-04858

で、交替して両方の役柄を体験しましょう」

例2「苦痛緩和のための鎮静*をするにあたっては、家族と十分コミュニケーションを取っておくことが必須です。家族と鎮静について話し合う場面をロールプレイで再現してみましょう」

例3「職種が違うと価値観や考え方も違うものです。その違いが対立を生んでしまうこともあります。そこで、今回は他の職種の立場を体験してみましょう」。

ミニロールプレイが終了したら、オーディエンスに意見を聞きます。このときのポイントは、まさに今〝体験したこと〟を話してもらうことです。どう感じたか、どんな気持ちになったか、別の立場になってどう思ったか、そういうことを聞くようにしてください。

*苦痛緩和のための鎮静：がんの終末期などにおいて、他に緩和する術がない、耐えがたい苦痛が生じたときに、苦痛を緩和するために行われる。十分な倫理判断のプロセスをもって施行されるべきである。

指導のポイント

- □ここで教えられたことを、受講生がオーディエンスに向けて直接的に行うことになるため、もう一度、方法の原理をより意識し、妥当なスキルを選んでいく必要があることを、念を押して伝える
- □プレゼンを計画する際、プレゼンターは通常、どんな内容を、どんなフレーズで話すかということに集中してしまいがち。非言語的コミュニケーションの重要性を強調して伝える
- □具体的な非言語的コミュニケーションとして、表情の意識の仕方、視線の送り方、オーディエンスへ話しかける方法について、実際にデモンストレーションしながら説明する
- □好みの学習スタイルについて、受講生に学生の頃のことを思い出してもらい、自分がどのスタイルが得意であったか、挙手でアンケートを取る方法もある

6 時限目 6 period スライドづくりの基本

さて、いよいよ最終時限となりました。最後はスライドの作り方です。スライドづくりのコツや、デザインについては、すでに関連の本がたくさん出ています。カラー印刷で詳説しているものもありますので、具体的なスライドのデザインについてはそちらを参照してもらうほうがよいでしょう。本書では、スライドづくりの基本となる「考え方」を述べることにします。

「基本10箇条」ということにしました。墨で書いて壁に貼っておけとまでは言いませんが、スライドを作る際には、傍らに置いておくといいかもしれません。

スライドづくりの基本10箇条

1　スライドに依存しないこと

プレゼンの準備＝スライド作成になっていませんか？　たしかに、パワーポイントなどプレゼンテーションソフトの操作に慣れないうちは特に、スライドづくりに多くの時間を要します。しかし、どうか思い出してください。プレゼンの成否に関わっているのは、スライドの美しさではありません。よいスライドもよいプレゼンの重要な要素には違いありませんが、ここまで書いてきたとおり、何を話すのか（内容）、どんな態度・姿勢で話すか、プレゼンターが醸し出す雰囲気、インタラクションの使い方、それらすべてがプレゼンを作っています。

苦労してきれいなスライドが出来上がると、どうしても、それで準備が終わったように感じてしまうものです。まあ、それなりに苦労したのですから、無理もありません。でも、そこでちょっと踏みとどまり、ス

JCOPY 498-04858

ライド以外のプレゼンの各要素もブラッシュアップする、そんな時間を確保してください。

よいスライドはよいプレゼンの条件ではありますが、よいスライドがあれば必ずよいプレゼンになるとは限らないのですから。

2 伝えたいメッセージは絞ろう

人間が、1枚のスライドから受け取れる情報の量は限られています。まれに、1枚のスライドで15分も話したりする人がいますが、そのスライドで伝えたかったことがなんだったのか、わからなかったりします。やはり、1枚のスライドに組み込むメッセージはシンプルにするべきでしょう。私は1スライド1メッセージにすると決めています（目次やまとめのスライドを除く）。伝えたいことが複数あるなら、そのときは思い切って、スライドの枚数を増やしましょう。

また、プレゼン全体のメッセージもシンプルにするべきです。そのときのプレゼンで一番伝えたいこと（大メッセージ）は、できれば1つに絞りましょう。そして、できれば、その大メッセージを表すコンセプトフレーズ（**3時限目**、70頁）があるとより効果は高まります。

プレゼンのなかで、オーディエンスにぜひ覚えてほしいポイント（小メッセージ）は、きっといくつかあると思います。小メッセージの数は、オーディエンスの興味・関心に依存します。何度か例にあげましたが、せん妄についてプレゼンするとして、一般向けに話すのと、病棟の看護師さんに話すのとでは、オーディエンスが受け取れる小メッセージのキャパは変わってきます。病棟の看護師さんはたいていせん妄には困っているはずなので、プレゼンに対するモチベーションは高く、多くのものをもって帰ろうとしているはずです。

私がせん妄について話すときには、大メッセージを「病棟マネジメントとしてのせん妄」としています。せん妄への対処は、1人の医療者のマネジメントスキルが上がっても解決しない問題であって、組織的な取り組みが必要なものです。それで、こういうタイトル＝コンセプトフレーズとしています。

小メッセージは次の5つです。1．せん妄は意識障害である、2．せん妄に早く気づく病棟をつくる、3．うつと間違われる低活型に注意、4．マネジメントの主体は薬物療法ではない、5．家族と協働する。70

JCOPY 498-04858

分程度かかるプレゼンですが、それでも伝えることはこの5つ程度、最終的にこのうちの3つでも、オーディエンスに残っていれば御の字と思っています。

3 「1枚1分」にこだわらない

目安として「スライド1枚1分」と書いてある本があります。私が駆け出しのころ、初めての学会発表のときにも、先輩医師から同じように、スライド1枚1分が目安と教わった記憶があります。これは学会発表などでよくある10分とかの発表時間ならスライドはおおむね10枚、だから1枚は1分という計算なのだと考えられます。学会で発表するような、タイトル、背景、対象、方法、結果、考察、まとめというように、型が比較的決まっているプレゼンであれば、1枚が1分という目安は悪くないかもしれません。10分の発表でスライドが30枚とかあり得ないですしね。

しかし、1枚を1分という言葉にあまり囚われないようにしたほうがいいかもしれません。プレゼンには緩急が必要で、ゆえにスライドにも、重要なものと、そうではないものが混在していて当然なのです。重要なメッセージが書いているスライドは時間をかけて（1枚15分とかはやりすぎですが）、さらっと流せばよいものは、時間を短くする。そういうメリハリが、わかりやすく、かつ記憶に残る、よいプレゼンを生むのです。

4 とにかく文字を少なく見やすく

伝えるメッセージをシンプルにするためにも、スライドもシンプル化を目指しましょう。何回も言いますが、人間、受け取れる情報量には限界があります。もっと、単純に、字が細かすぎて見えなかったらそれこそ情報としての意味がなくなってしまいますしね。情報の質やレベル以前の問題ですよ。

我々が何も考えずにスライドを作れば、文字数や行数は多すぎると思ったほうがいいと思います。だから、たいていは最初に作ったスライドから、いかに引き算していくかという作業になります。

会場の広さやプロジェクターの性能、使用するフォントの種類や色などによって多少変わってはきますが、1つの目安として、フォントサイズは最小で28 pt（ポイント）とすることをお勧めします。文字が見えるかどうかということもありますが、フォントサイズが小さくなると、1行に入る文章が長くなり、オーディエンスから見て、すごく読みづらくなるという理由もあります。

また、箇条書きのスライドを作るとして、これも1つの目安ではありますが、行数はせいぜい6行までにしておきましょう。どうしても1つのスライドに6行以上入れる必要があるなら、箇条書きを横に2つ並べる方法があります。ただし、例えば、プレゼンの区切りとして使う目次のように、そのときに注目してほしいのは、その中の1行のみだという場合や、物事がたくさんあることをたくさんの箇条書きで表現したときなどは、その限りではありません。図7は、販売されているエンディングノートのタイトルを並べたものです。1つ1つを読んでほしいわけではなく、すごくたくさんあるよ、ということを示すのが目的なので、あえてたくさん、詰めて並べてあります。

次にシンプル化を目指すものは文章です。できれば、1行で収まるくらいの短文にしましょう。図8は哲学者エマニュ

図7 エンディングノートのタイトル

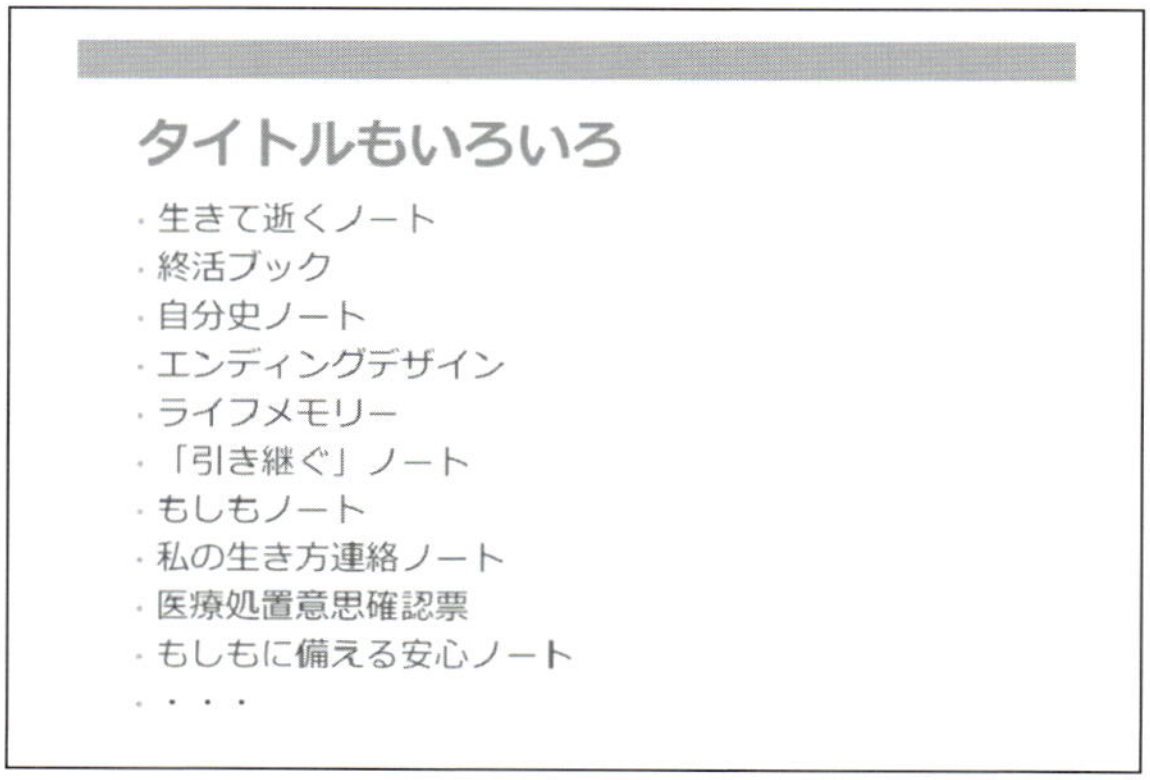
タイトルもいろいろ
・生きて逝くノート
・終活ブック
・自分史ノート
・エンディングデザイン
・ライフメモリー
・「引き継ぐ」ノート
・もしもノート
・私の生き方連絡ノート
・医療処置意思確認票
・もしもに備える安心ノート
・・・・

エル・レヴィナスの他者論（35頁参照）について説明するときのスライドの一部ですが、Aのスライドはとても見づらいですよね？ 文章が1行で収まらず、読むときの視線の移動が煩わしい。この行間は0.9行に設定してあります。Bのスライドはいかがでしょうか。すごく見やすくなりましたよね。すべての行において、文章を1行に収めています。行間は1.2行の設定です。

　スライドの文章をシンプル化すれば、その心配は減りますが、たまに見受けられるのが、スライドの文章をそのまま読み上げているプレゼンターです。これは、次の2つの理由でよろしくありません。1つ目、通常、人間は文章を読み上げるより

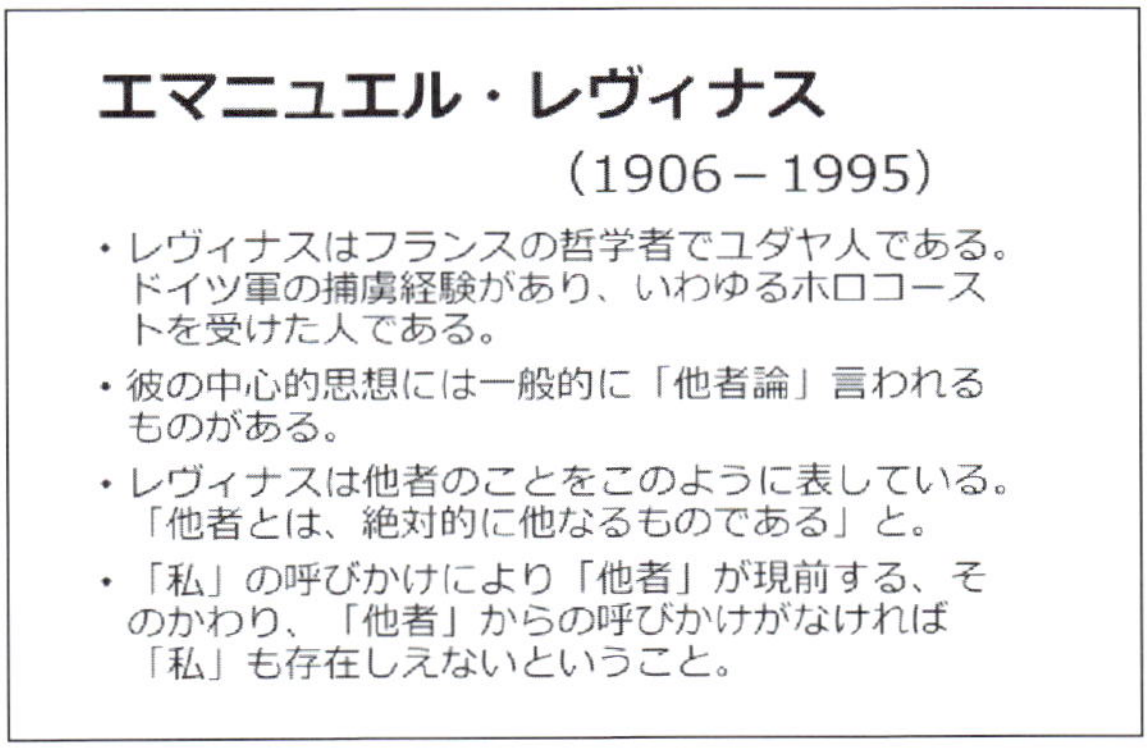
エマニュエル・レヴィナス
（1906－1995）
・レヴィナスはフランスの哲学者でユダヤ人である。ドイツ軍の捕虜経験があり、いわゆるホロコーストを受けた人である。
・彼の中心的思想には一般的に「他者論」言われるものがある。
・レヴィナスは他者のことをこのように表している。「他者とは、絶対的に他なるものである」と。
・「私」の呼びかけにより「他者」が現前する、そのかわり、「他者」からの呼びかけがなければ「私」も存在しえないということ。
図8A

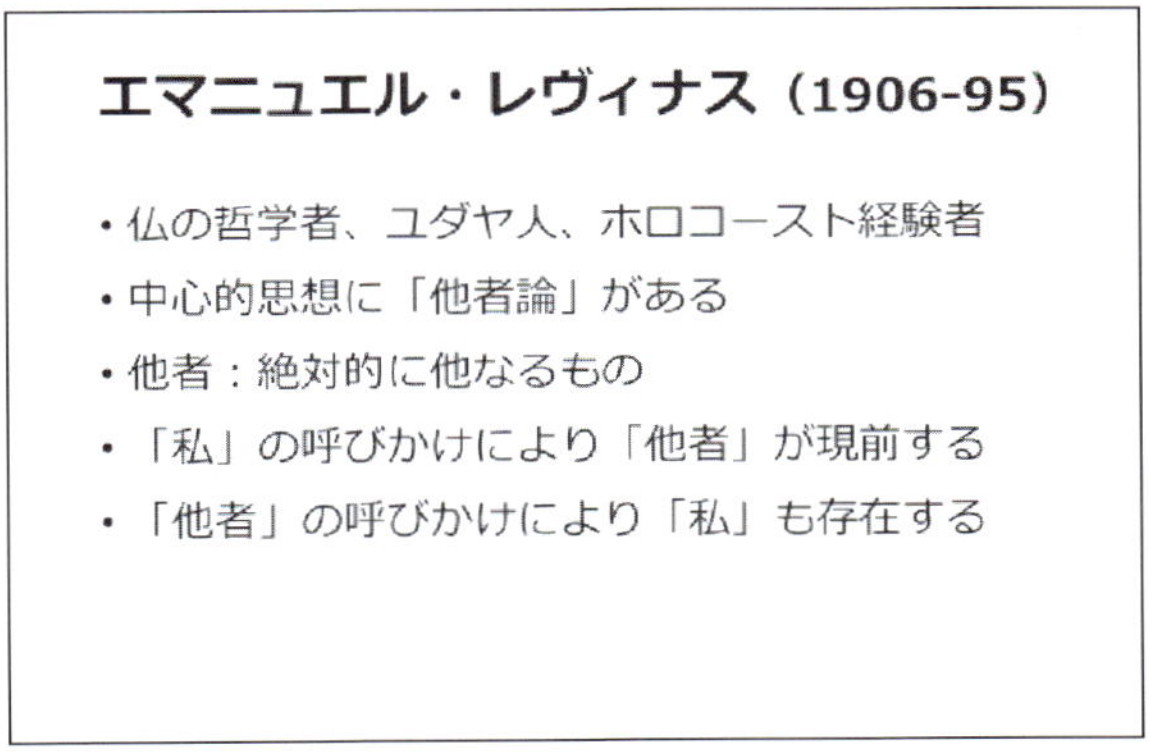
エマニュエル・レヴィナス（1906-95）
・仏の哲学者、ユダヤ人、ホロコースト経験者
・中心的思想に「他者論」がある
・他者：絶対的に他なるもの
・「私」の呼びかけにより「他者」が現前する
・「他者」の呼びかけにより「私」も存在する
図8B

も、目で追って読むほうが速いものです。だから、プレゼンターが読むよりも、オーディエンスは文章を先に読んでしまっています。スライドの文章をすべて読み上げ、さらに悪いことに1行1行丁寧にレーザーポインタでなぞっていく、そんなプレゼンを聞かされたとき、少なくとも私はとてもいらいらします（114頁参照）。その感情の源泉は、この聴覚を通して入ってくる情報と、視覚でとらえている情報の、時間的なギャップにあるのです（たぶん）。2つ目の理由は、長い文章をそのまま読むと、その文章の中のポイントが曖昧になってしまうことです。文章はポイントのみを残してシンプルに、行間を話で埋めていく、そんなイメージをもってスライドを作りましょう。

5　白地に黒字が基本

PowerPoint などのプレゼンテーションソフトを開くと、色とりどりのスライド（背景）が用意されています。今回のスライドの背景はどれにしようか、と悩むことに時間を費やし、なかなか本来のスライドづくりに入れない、そんな経験は誰にでもあるんじゃないでしょうか。でも、その悩みは今日限りにしましょう。プレゼンに使用するスライドの背景は「白」、そして文字は「黒」、そう決めましょう。

かつて、スライドがフィルムだった時代があります（私はギリギリその時代を経験しています）。その時の背景色は「青」（もしくは黒）、文字は「白」と決まっていました。私の予想なのですが、当時の映写機の明るさ（ルーメンという単位で表されます）には限界がありました。つまり暗かったということです。そうなると、会場をすごく暗くして、スライドの背景も暗めの色にして、その中の白色の文字を際立たせる、そんな手法が取られていました（と、予想しています）。しかし、現在、プロジェクターは進歩し、フィルムスライドのときには考えられない光量を出すことが可能となっています。同時に解像度も上がっていますので、部屋を真っ暗にする必要もなく、白地に細めの黒字であっても、十分認識できる性能となっているのです。

やってみたらわかりますが、光量が大きいプロジェクターで暗めの背景のスライドを映すと、なんだか圧迫感が強くてずっと見ているとしんどくなってきます。逆に、光量が大きいプロジェクターであるにもかかわらず、部屋を真っ暗にして白地のスライドを映すと、かなりまぶしく感じて、これまたずっと見ているのがしんどくなります。また、部屋が暗いと、プレゼン中にインタラクションができないというデメリットもありますから、やはり、お勧めは光量の大きいプロジェクターを使用し、部屋は明るくして、白地に黒字のスライド、これをスタンダードとしましょう。

「白地に黒字じゃ、地味すぎるよねえ」そういう気持ちもわからないではないです。完全に白ではなくても、白っぽい背景なら可です。例えば、どうしてもピンクを使いたいという方もいるでしょう。それはそれでよいですが、背景はなるべく白に近い色にしましょう。そして、フォント（字）の色ですが、背景とのコントラストが強い色にしてください。背景が白っぽいのでいずれにしても濃い色を選ぶことになりますが、背景がピンクでもやはり黒にしましょう。以前にピンクの背景にピンクの字でびっしり文章を書いてあるスライドを見たことがありますが、遠くからではほとんど読めませんでした。

コントラストが強すぎると読みづらいということも知っておきましょう。そのときは、文字の色調を少しだけ落とします。例えば、真っ白な地に、真っ黒の文字だと、ときにはチカチカして見づらいということが生じます。私は、文字色を黒に近いグレーにして対応しています。

6 スライドのテーマカラーを決めよう

どんな色をどれだけ使うかによって、スライドの印象はまったく変わってきます。色の種類が少なすぎると、重要なポイントがわかりづらくなりますし、場合によっては「こいつ、手抜いてるな」と思われてしまうかもしれません。逆に、色を使いすぎると、派手派手しくなり、スライドに集中できなくなります。すなわち、オーディエンスの学習効率も落ちます。そう考えると、色の種類は、背景色を含めてせいぜい4色までが、妥当なラインだと思います。

前述のように背景色は白が基本、文字色は黒が基本ということになると、残るは2色となりますので、背景以外のテーマカラー1色と、強調に使う色を1色決めることになります（状況によってはもう1色くらいならあってもよい）。図9を見てください。少しくすんだ青系をテーマカラーとし、ポイントとなる矢印を同系色にし、強調色として赤紫色を採用しています。図9は、図示のパターンですが、考え方はほぼ一緒です。

JCOPY 498-04858

色にはそれぞれイメージがあります。赤やオレンジ、黄色などの暖色は、その名の通り暖かみのある雰囲気を作ることができます。ただ、デメリットもあって、色味によっては安っぽい印象になることがあります。青や紫などの寒色は冷たい感じになることが多いですが、使いようによってはシャープで知性的な印象を演出することができます。いずれにしても、プレゼンのテーマカラーを決めましょう。今回はテーマカラーはオレンジ、たまに緑を使おうとか、今回のテーマなら寒色系がいいなとかいった具合です[8]。

8 高橋佑磨・片山なつ。伝わるデザインの基本。よい資料を作るためのレイアウトのルール。技術評論社。2014年。126-135頁

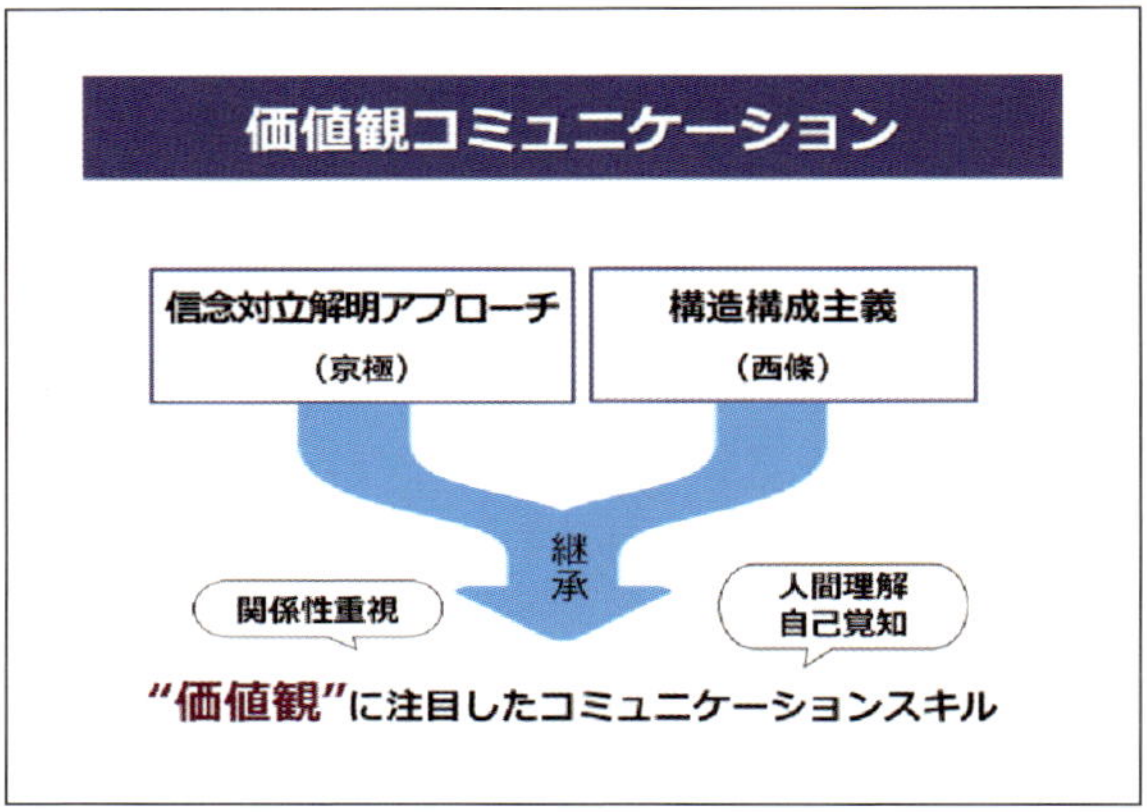

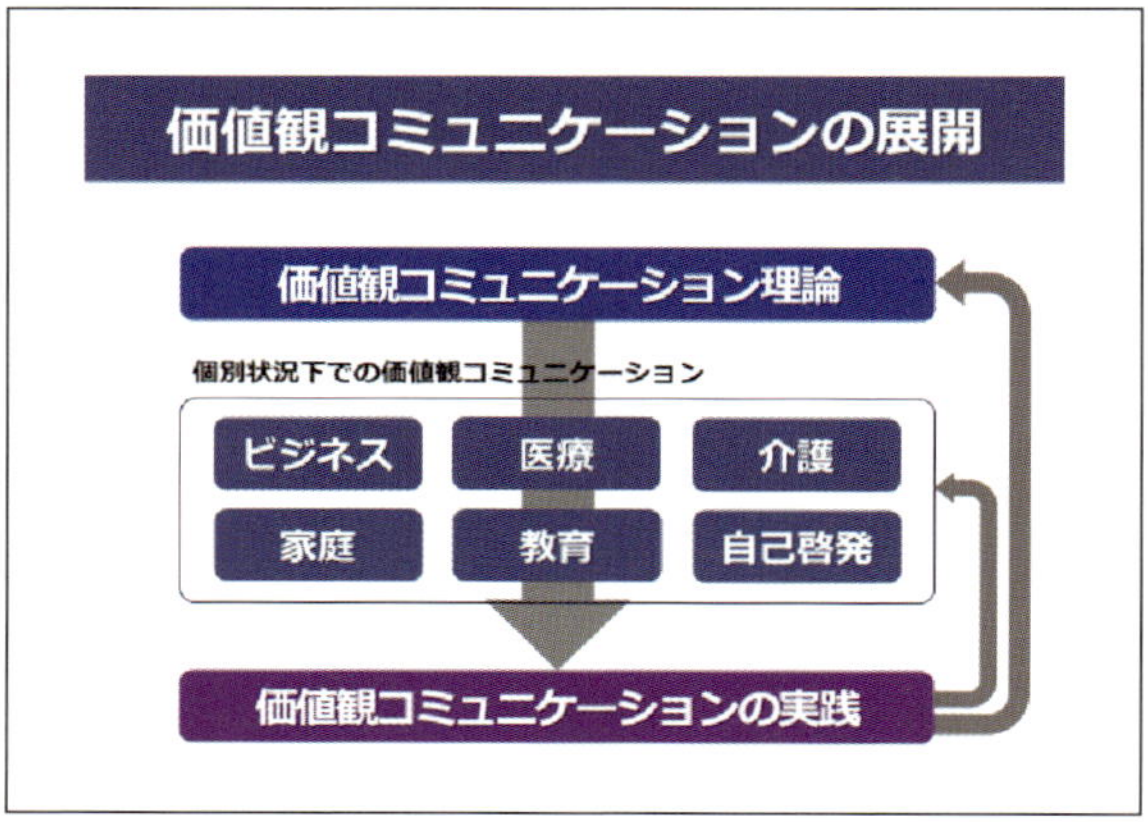

図9

7 ゴシック体を使おう

国内で、日本語でプレゼンをするのであれば、大きくゴシック体と明朝体を使い分けられればよいと思います。

ゴシック体は縦線と横線の太さがほぼ同じで、明朝体のような「ウロコ」がありません。遠くから見ても文字が判別しやすいため、プレゼンテーションのスライドに使用する基本の文字となります。つまり「見やすい」書体なのです。ゴシック体の短所があるとすれば、カジュアルに見えることです。「伝統」や「格調」、「真面目さ」を表現する時には、ゴシック体はやや役不足で、そこが明朝体の出番となります。

図10はゴシック体（メイリオ）のみで作ったスライドです。

今皆さんが読んでいる本文の文字が明朝体です。横線に対して縦線が太く、習字で書くような「ウロコ」や「とめ」、「はらい」がある書体です。明朝体を主体としてプレゼンテーションスライドを作ることはお勧めしません。先ほどのスライドをすべて明朝体（MS

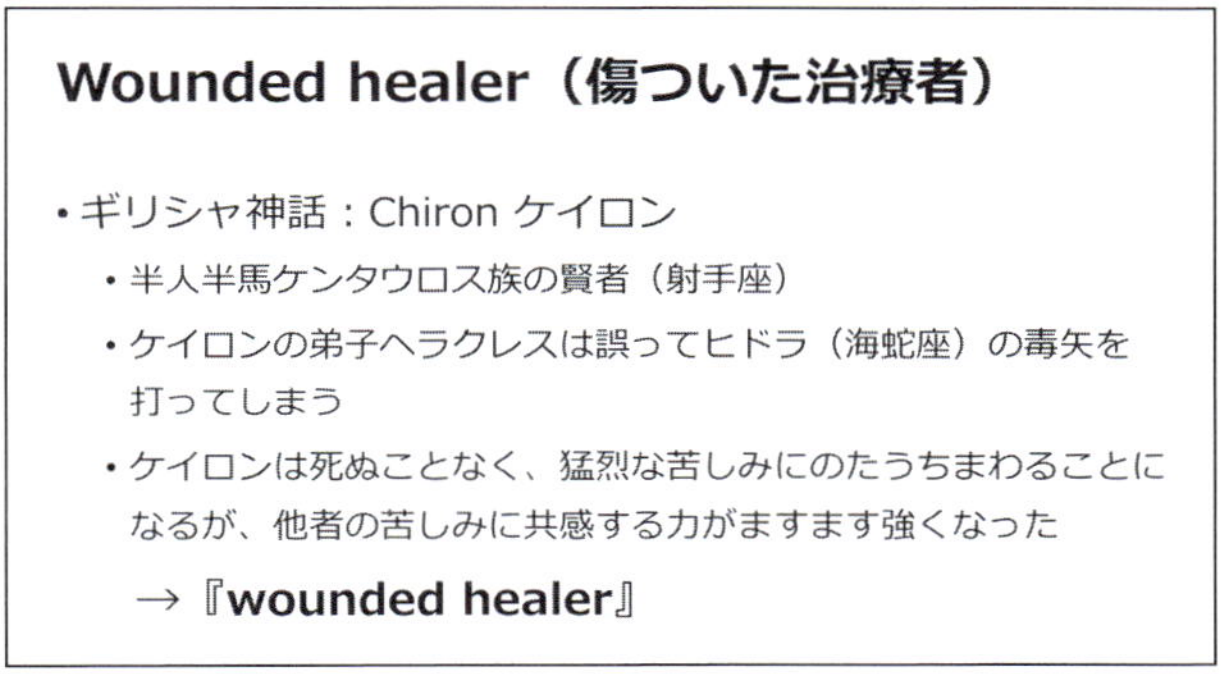
Wounded healer（傷ついた治療者）
・ギリシャ神話：Chiron ケイロン
・半人半馬ケンタウロス族の賢者（射手座）
・ケイロンの弟子ヘラクレスは誤ってヒドラ（海蛇座）の毒矢を打ってしまう
・ケイロンは死ぬことなく、猛烈な苦しみにのたうちまわることになるが、他者の苦しみに共感する力がますます強くなった
→『wounded healer』
図10

JCOPY 498-04858

明朝）にすると 図11 のようになります。プロジェクターで映すと、画数の多い漢字などは特に見づらいスライドになってしまっています。

「別にこれでも読めるよ、むしろ読みやすい」と思った人がきっといるでしょうね。それは、書面上で読んでいるからです。明朝体の特徴は書面にしたときの「読みやすさ」です。長めの文章であっても、目が疲れない書体です。試しに同じ文章をゴシック体で書いてみましょう。

「別にこれでも読めるよ、むしろ読みやすい」と思った人がきっといるでしょうね。それは、書面上で読んでいるからです。明朝体の特徴は書面にしたときの「読みやすさ」です。長めの文章であっても、目が疲れない書体です。

いかがですか？　この本がすべてこの書体だったとしたら、うんざりしませんか？　ゴシック体は読ませる文章には向かない書体なのです。だから、配布資料などオーディエンスに読んでもらう文章には明朝体を使います。

スライドは見るものなので「見やすさ」が特徴のゴシック体を使

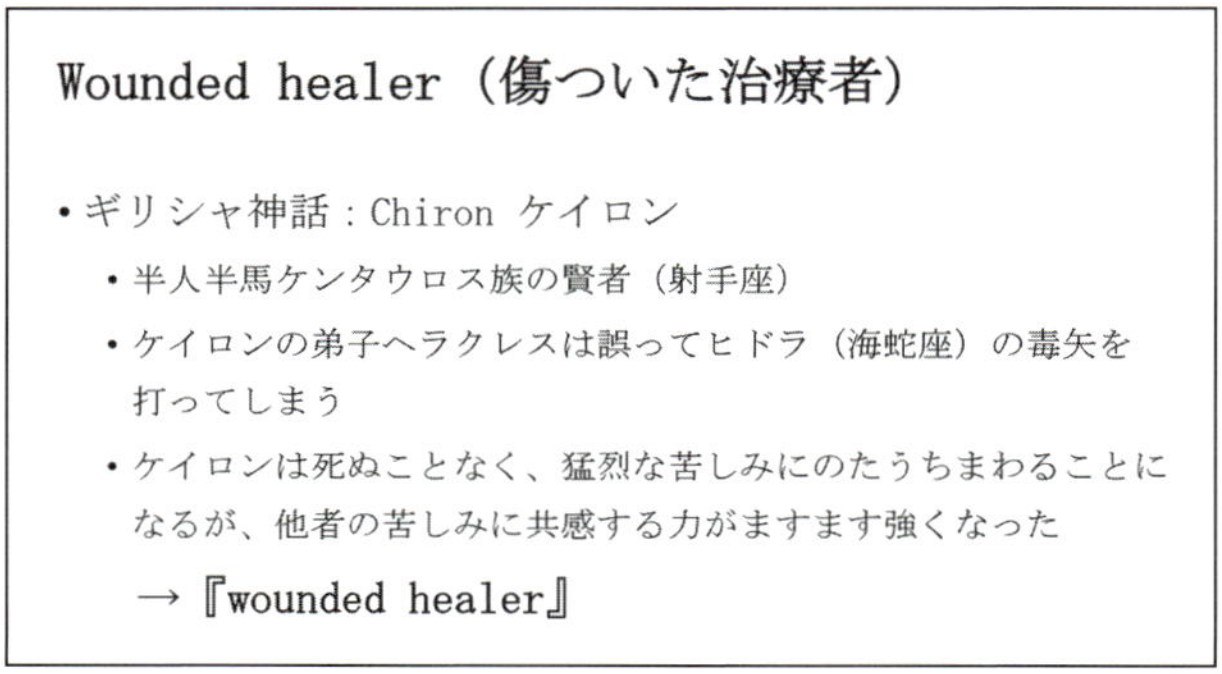
Wounded healer（傷ついた治療者）
•ギリシャ神話：Chiron ケイロン
•半人半馬ケンタウロス族の賢者（射手座）
•ケイロンの弟子ヘラクレスは誤ってヒドラ（海蛇座）の毒矢を打ってしまう
•ケイロンは死ぬことなく、猛烈な苦しみにのたうちまわることになるが、他者の苦しみに共感する力がますます強くなった
→『wounded healer』
図11

うべし。資料は読むものなので「読みやすさ」が特徴の明朝体を使うべし。

8 アニメーションは最小限に

PowerPoint や Keynote といったプレゼンテーションソフトでは、スライドにアニメーションをつける機能があり、誰でも簡単にスライドに動きを出せるようになっています。代表的なアニメーションには、文字が徐々に現れてくる（フェードイン）もの、文字や図形を回転させるもの、文字の色を変えたり、チカチカと光らせたりするものなどがあります。

道具があると使いたくなるのが人間の性、使い始めはこれが楽しくて、ついついアニメーションを〝盛って〟しまいがちです。しかし、本書をここまで読んだ皆さんならおわかりでしょう。プレゼンは目的と状況に応じて変えないといけませんし、また、考えるべきはオーディエンスがいかに学べるかということです。すなわち、オーディエンスへのメリットを伴うアニメーションなら使ってもいいということになります。

そう考えると、意外と必要なアニメーションってないんですよね。まあ、言ってみれば、アニメーションは自己満足がほとんどで、使えばむしろオーディエンスの集中力を削ぐばかりです。だから、個人的にはアニメーションはあまり使いません。使うとすれば、強調したい言葉を隠しておいて、時間差で表示することはあります（図12参照）。ただ、これはスライドを2枚作ればいいだけの話で、アニメーション機能を使うまでもありません。

いずれにしても、アニメーションを使う場面は、かなり限定されていると思っておくのがよさそうです。

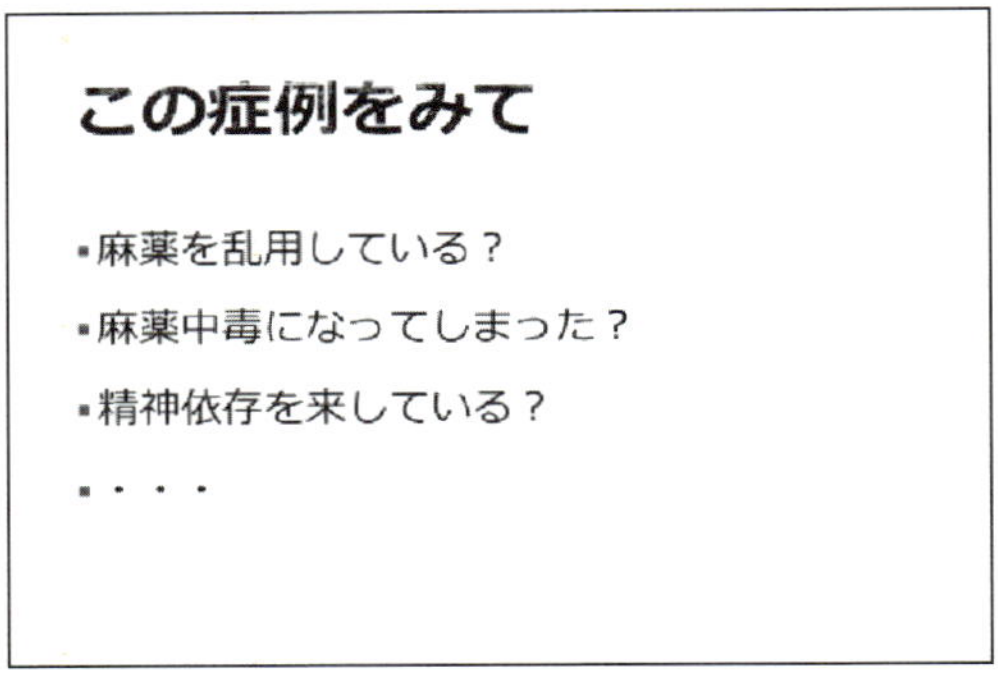
この症例をみて
▪麻薬を乱用している？
▪麻薬中毒になってしまった？
▪精神依存を来している？
▪・・・
図 12A

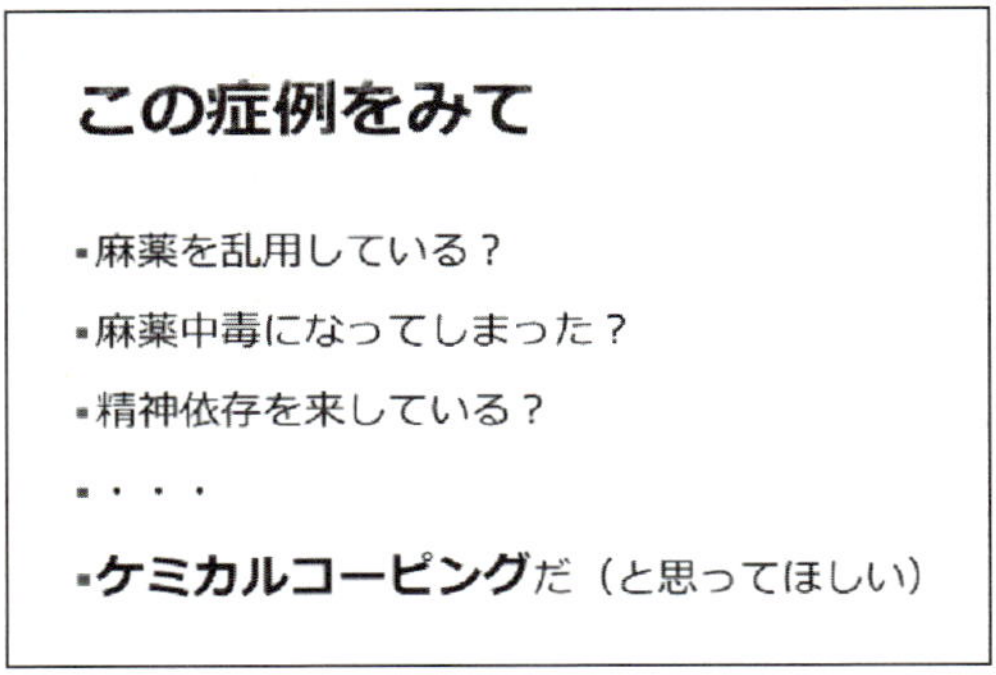
この症例をみて
▪麻薬を乱用している？
▪麻薬中毒になってしまった？
▪精神依存を来している？
▪・・・
▪ケミカルコーピングだ（と思ってほしい）
図 12B

9 プレゼンの地図を示そう

初めて訪れた町を歩くには地図が必要ですよね。同じように、プレゼンにも地図が必要です。もちろん、それはオーディエンスのためにです。わかっているのはタイトルだけで、どんな話をどれだけするのか不明なプレゼンを聞かされることは、「何も言わずについてこい」と言われて、ひたすら歩かされる苦痛に似ています。

プレゼンで地図にあたるのは、目次です。「Contents」と題することもありますし、少し洒落っ気やユーモアを出して「ロードマップ」とか、「本日の献立」などとしてもよいでしょう。プレゼンの始めに、目次を出しながら、これから話す内容、大まかな時間配分を告げておくことは、オーディエンスの集中を保つうえで案外大切なスキルです。図13は「死が近づいたときとその前後のケア」と題したプレゼンでの目次です。

このスライドを見せながら次のように話します。

「本日の内容です。まず、死が近づいたときというのはどれくら

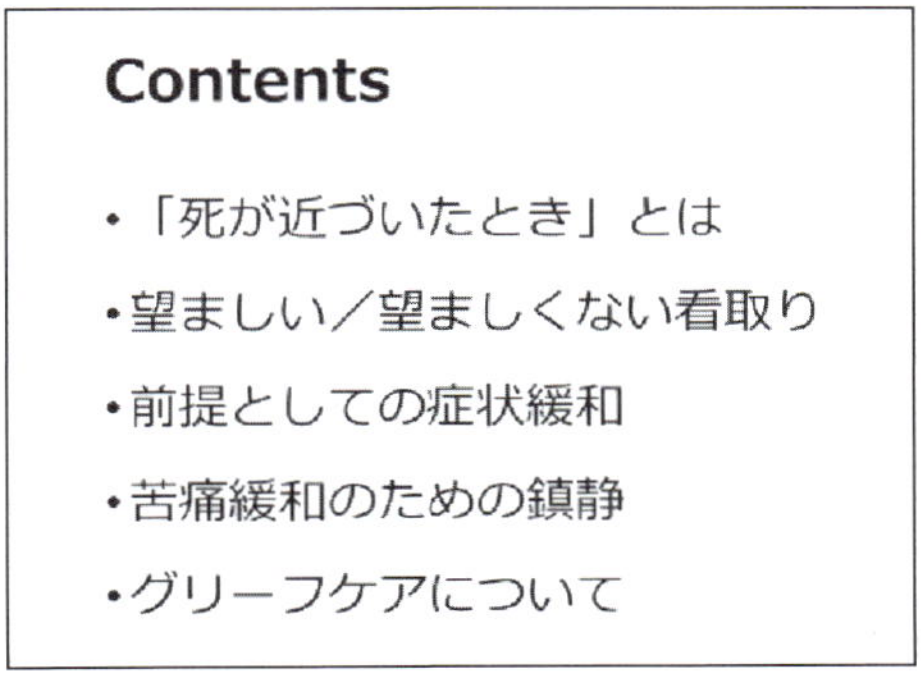
Contents
•「死が近づいたとき」とは
•望ましい／望ましくない看取り
•前提としての症状緩和
•苦痛緩和のための鎮静
•グリーフケアについて

図13

いの時期のことを言うのか、この場での共通了解を作ってから話を始めようと思います。次に、看取り期の具体的なケアを参照しながら、どんな看取りが望ましく、また望ましくないのか考えます。次いで、看取りの前提となる症状緩和の話、苦痛緩和のための鎮静の話をさせていただいてから、グリーフケア*の話をして終えようと思います。それぞれ15分弱、全体で70分くらいでお話しする予定です」

さらには、それぞれの話題の切り替え時に、目次のスライドを利用して、インデックスのようにすることもできます 図14。

プレゼンの全体像を示す方法はこれに限りませんが、少なくとも長いプレゼンの場合には、プレゼンの地図を準備することを習慣化しましょう。

＊グリーフケア：悲嘆のケア。主に、大切な人を亡くした家族の深い悲しみに対するケアのことを指す。グリーフケアの外来を開設している病院は少ない。

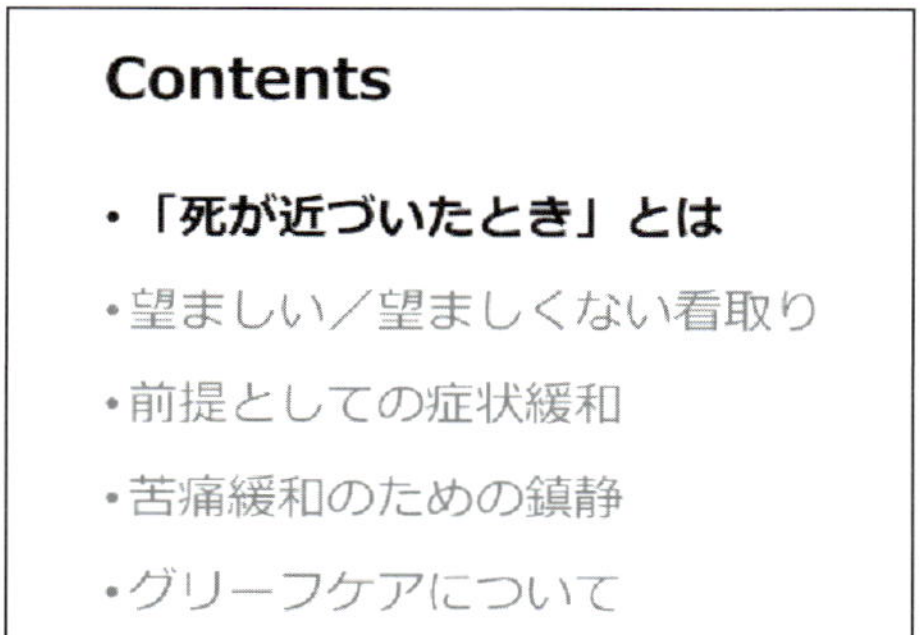
Contents
•「死が近づいたとき」とは
•望ましい／望ましくない看取り
•前提としての症状緩和
•苦痛緩和のための鎮静
•グリーフケアについて
図14

10 他の誰かに見てもらおう、予行演習をしよう

さあ、基本10箇条の最後です。ここまで、プレゼンを行うにあたって、基本的な態度、参加者から能動性を引き出すスキル、インタラクションの方法、スライドづくりの基本など、様々な留意点を考えてきました。1回のプレゼンにこれらをすべて詰め込む必要はありませんが、いくつかのスキルを選んで使うとしても、ぶっつけ本番はやめておきましょう。やはり、ちゃんと練習しないといけません。

ひとり、部屋にこもって、黙々とする練習も悪くはありませんが、できれば、誰かに見てもらいながらの練習をお勧めします。なぜなら自分で勝手にイメージしたオーディエンスの受け取り方と、実際のオーディエンスの受け取り方には往々にしてギャップがあるからです。例えば、自分では「この部分は省いてしまってもいいだろう」としていたところが、プレゼン後の感想に「あの部分をもう少し詳しく知りたかった」などと書かれていたりします。その逆に自分では意識していなくても、相手が聞いたら冗長に感じる部分があったりします。いずれの場合も、誰

かに指摘してもらわないとわからないことです。

では、誰に見てもらうか。一般向けのプレゼンならなるべく一般に近い人に見てもらいましょう。無意識に使っていた専門用語を洗い出すことができますし、一般の人が医療者のプレゼンに何を求めているのかを知ることができます。専門家に向けてのプレゼンを控えているなら、専門家に見てもらいましょう。同業者向けなら同僚に、他職種に向けてのプレゼンなら、できるだけその職種の知り合いに見てもらうのがよいと思います。

あとは、練習、練習、練習ですが、やみくもに行うのではなく、どこかで自分のプレゼンを俯瞰しながらの練習を心掛けましょう。この部分のインタラクションはオーディエンスにどう受け入れられるかとか、オーディエンスの学習効率を最大にするには、どんな順番で話すほうがいいのか、など、常にセルフフィードバックを行いながら練習ができたとすれば、あなたのプレゼンが成功することは約束されたようなものです。

（巻末の「プレクラ！ フィードバックシート」*を参照）

*プレクラ！フィードバックシート：プレゼンテーションクラブ「プレクラ！」のために作製したものです。本来はプレゼンを聞いた相手に記入してもらうものですが、セルフフィードバックとしても使えます。

指導のポイント

- □ プレゼンの場面や話し手が変われば、スライドの作り方も変わる（変えなければいけない：方法の原理）ため、スライドの作り方に固定された1つの答えがあるわけではない
- □ ここに書いてあることは、スライドづくりの基本の考え方。状況に応じて応用してもいいが、はじめは基本に従ってスライドを作ってみることを受講生に伝える
- □ 基礎なくして応用なし
- □ インストラクターが受講生と近しい人（心理的に、距離的に）であるならば、セミナー後にも、その受講生の練習相手となろう
- □ インストラクターにとっても、受講生がその後どんなプレゼンをしているか、つまり成長の様子を見ることができる

Appendix

Appendix ①

聴衆の反応を得る具体的方策：聴衆反応システムを用いて (Audience Response Systems for Effective Presentation)

1　プレゼンテーションのオーディエンスに注目

プレゼンテーションをする人のあり方から少しはなれて、ここでは、オーディエンスの反応や変化に注目してみましょう。

プレゼンテーションを視聴したオーディエンスは、その場で、そしてその後どうなるのでしょうか?

1・1　プレゼンテーション事例1

オーディエンスの前に現れたプレゼンターA氏。一言、オーディエンスに挨拶をした後、部屋の照明を落として、パソコンでのプレゼンテーションファイルをスクリーンに投影しながら、話をして、所定の時間内にプレゼンテーションを終えて、壇上から去って行った。オーディエンスは私語もなく、静かにその場で聴いていたが、プレゼンターが去った後、直ちにその場から次の場へ移っていった。

1・2　プレゼンテーション事例2

オーディエンスの前に現れたプレゼンターB氏。一言、オーディエンスに挨拶をした後、自分の失敗話、そしてその失敗を乗り越えた工夫をオーディエンスに紹介した。

次に、オーディエンスに似たような場面・状況での体験についてオーディエンス2人組で話し合ってもらった。しばらくして、B氏は「今日、皆さんに役立ちそうな話題として、1◎△について、2□◇について、」などといくつかの話題例をあげて、オーディエンスに「今日、どの話題について話を聞きたいか選んで下さい」と話題を選択させ、選ばれた問題について話をした。

最後に「これからも、皆さんの問題解決をお手伝いします。連絡先と、問題解決方法の計画は以下のとおりです」と今後の予定を示し、会場を去った。

後日、オーディエンスの数名は、プレゼンターB氏の支援を受けて、自分自身の問題を解消させたり、自分の周囲・地域との関わりを変えたりした。

2 プレゼンテーションの使い分け

前述の2つの事例のように、いわゆる「プレゼンテーション」にはその目的によっていくつかの型、つまり、1 プレゼンターの信念を伝達するプレゼンテーションと、2 オーディエンスの学習を支援するプレゼンテーションなどがあります。

1時限目「プレゼンとは何か」の図1（20頁）には、プレゼンテーションの効果として、「個人・オーディエンスの認識変化、個人・オーディエンスの行動変化、そして社会の変化」が示してあります。この図のような変化について、それぞれの事例での状況を確認してみましょう。

2・1 信念を伝達するプレゼンテーション

教育の場でよく行われる「講義」の風景は、読者の皆さんが小学校のころ体験したものも、数百年前の大学でも同じようです（世界でも屈指の古い高等教育機関であるイタリアのボローニャ大学の授業の様子を描いたとされる絵〔参考資料1（QRコード1）〕）。講師が教室でプレゼンテーションする場は、宗教での布教場面を真似したと思われます（コラム：Education の語

> **コラム：Education の語源**
>
> イワン・イリイチは「education の語源は授乳」であり、壇上の聖教者が「自分の乳を飲め。この乳はイエス・キリストの乳である」と民衆に説いた場面が教育の古典的な姿だったとし、教育が布教活動での伝達場面を模倣した可能性を示しています。

源参照）。つまり、旧来の教育場面での「プレゼンテーション」は、信念の伝言であって、宗教場面のように、オーディエンスがその伝言を信じて、その宗教に準じた行動を取ることが期待されています。

信念を伝達するプレゼンテーションは、前述した図1に示された、プレゼンテーションの効果のなかで、「個人・オーディエンスの認識変化」に何らかの影響を与える可能性はありますが、「個人・オーディエンスの行動変化、そして社会の変化」の生じる可能性は一定ではありません。

2・2　学習を支援するプレゼンテーション

一方、プレゼンテーションオーディエンスが学習者である場合、学習者が学習できなければ、プレゼンテーションの効果は不明となります。「学習とは何か」は多様な定義がありますが、一例として、ロジャー・シャンクの定義「失敗がなくなること・成功すること（もう少し説明1参照）」（参考資料2）を用いると、プレゼンテーションオーディエンスの学習者は、現在の失敗が失敗でなくなるか、誰か成功者を真似て成功するような変化がなければ、学んだことにはならないと言えます。

教育でのプレゼンテーションは学習者の学習を支援するための学習支援方略の1つです。当然、このプレゼンテーションだけで学習が起こらなくても、

もう少し説明1

学習する前の状態は、何かをしても失敗する・何かができない状態の学習者が、学習した結果として、その失敗がなくなる・それが成功する、そのような変化を学習とする定義です。

JCOPY 498-04858

このプレゼンテーションが1つの契機となり、学習者が将来失敗しなくなれば、そのプレゼンテーションには学習支援効果があったと言えるかもしれません。

したがって、オーディエンスの学習支援するプレゼンテーションでは、前述の図1に示された、プレゼンテーションの効果として、「個人・オーディエンスの認識変化、個人・オーディエンスの行動変化」が明確となることが求められます。そのようなプレゼンテーションであれば、「社会の変化」も引き起こす可能性が高まります。

3 プレゼンテーションはオーディエンス変化を確認しながら

あるプレゼンテーションが教育や訓練を目的にするならば、そのオーディエンスは「教育・訓練を受けて何かが変わる」ことが期待されます。教育・訓練の成果については、カークパトリック4段階評価法（参考資料3）では、以下のように分類しています 表1（もう少し説明2参照）。

教育・訓練を目的としたプレゼンテーションであれば、カークパトリック4段階のレベル4まで成果があることが理想ですが、現実はどうでしょうか？　通常、プレゼンテーションの場にいるオーディエンスは、以下のような状態かもしれません 表2 。

従来、オーディエンスの頷きや拍手、アンケートへのオーディエンスの回答結果などから、プレゼンテーションを評価しています。また、非常に簡単にオーディエンスの変化を確認する方法には、「質問と応答」があり、従来は、質問・クイズの用紙を配布して、記入してもらい、後で回答を回収したり、その場で挙手してもらったりしていました。しかしこれらの方法では、反応がその場でわからない、オーディエンスが子どもでなければ手をあげることを恥ずかしがるなどの欠点があります。これらの欠点に対応

表1 カークパトリック４段階評価法

- レベル１：Reaction（反応）　受講直後のアンケート調査などによる学習者の研修に対する満足度の評価
- レベル２：Learning（学習）　筆記試験やレポートなどによる学習者の学習到達度の評価
- レベル３：Behavior（行動）　学習者自身へのインタビューや他者評価による行動変容の評価
- レベル４：Results（業績）　研修受講による学習者や職場の業績向上度合いの評価

表2 プレゼンテーションオーディエンスのあり方

1）プレゼンテーションを観て・聞いている
2）プレゼンテーションに応じて頷く・拍手する
3）プレゼンターの求めに応じて挙手・返事をする
4）プレゼンテーション中、議論・作業の場があれば議論・作業する
5）プレゼンテーション後、周囲の人々にその内容を勧める
6）プレゼンテーション後、その内容に基づき行動が変わる

もう少し説明2

教育・訓練を受けた学習者の状態（教育・訓練の成果）に関する分類。一般に研修や講習会後に、アンケート調査の結果が好評で、訓練直後の試験・実技の確認で好成績を修めたとしても、現場での実践やその組織の業績に改善がなければ、その教育・訓練の効果は限定的といえる。

するために、オーディエンス反応システム（ARS：Audience Response Systems）は有効です。ここでは、ARSを用いて「よいプレゼンとはどんなものか」考えてみましょう。

ARSは主に、オーディエンスにいわゆるクリッカー（レスポンス・カード、アンサー・パッドなど）を持たせて、反応させる仕組みです。講義室の机に応答機器が備え付けられている例もあります。また、オーディエンスの携帯端末で投票システムにアクセスして、応答する仕組みもあります。

3・1　オーディエンスを学習の入口から出口へ

学習者は学び始める状態の「入口」からある学びに到達した状態「出口」へと向かいます。登山に例えると、最初は、登山道の入口にいる学習者が、様々な登山道（学習方法）で、いくつかの難所（課題、練習）を乗り越えて、ついに頂上（出口）にたどり着く状況に近いと思われます。

山登りでは、山登りに精通したガイドが助けてくれることがあります。学習者には、その学習を容易にしてくれる支援者（ラーニング・ファシリテータ）がいれば、学習という山登りが、確実（効果的）に、適切な時間内（効率的）に、そしてまた登りたくなるよう（魅力的）になるでしょう。

学習を山登りに例えて、ARSを用いたプレゼンテーションの例をお示ししましょう。

3・1・1　学習者登山入口段階プレゼンテーション

今回の登山入口の学習者はこれまでにどのような登山経験があり、どのような準備状態でしょうか？　入口での学習者状態を把握するために、プレゼンテーションの早い時期に「はじめのクイズ」や「今日の話題」を呈示することができます。

はじめのクイズ：これから扱う話題について、オーディエンスがすでに知識・体験をもっているか確認するために、話題に関連するクイズに回答してもらいます（参考資料4、QRコード2）。

今日の話題：これからプレゼンターが扱うことのできるいくつかの話題を示して、その中からオーディエンスが興味をもつ話題を選んでもらいます（参考資料5、QRコード3、参考資料6、QRコード4）。

3・1・2　学習者登山中段階プレゼンテーション

登山途中は、予定どおり頂上を目指すこともできれば、困難に遭遇して、ときには経路を変更する必要も生じます。プレゼンテーションの中間の時期には、学習者の現状を把握してそれに応じる「確認クイズ」や「練り上げクイズ」を示すことができます。

確認クイズ：これまでプレゼンテーションした内容に関してクイズを出し

JCOPY 498-04858

て、理解を確認します。反応によっては、もう一度その内容を補足することもできます。

練り上げクイズ：例えば、ある状況で行う処置1、2、3などの選択肢を示した後、その処置を選ぶ理由などを解説し、別の状況でその処置1、2、3のどれを選ぶかクイズを出します。異なる状況で、適切に選択肢を選ぶことができると、応用が促進します。

3・1・3　学習者登山頂上段階プレゼンテーション

頂上に到達した学習者には、頂上到達を確認する「まとめクイズ」や次回の登山への動機付けや準備のための「次回のクイズ」を示すことができます。前述のカークパトリック4段階評価の2段階（学習）成果が達成されたか確認できます。

まとめクイズ：そのプレゼンテーションでの重要課題に関するクイズです。入口段階とまったく同じ問題を利用して、最初との変化を比較する場合や、まったく異なる問題を使う場合もあります。この回答結果を、定期試験の成績に加点すると前もって示しておくと、オーディエンス学習者の出席率や動機付けが促進することがあります。

次回のクイズ：今回のプレゼンテーションに引き続くプレゼンテーションが予定されている場合に、次の話題や課題についてのクイズを示します。そ

JCOPY 498-04858

れらへの回答に応じて、次回プレゼンテーションの難易度を調整することもできます。

3・2 プレゼンテーション後のオーディエンス変化へ

前述したように、教育・訓練のためのプレゼンテーションではその成果がカークパトリック4段階のどの段階まで達成したか評価が必要です。1段階（満足度）確認としてのアンケートや、3段階（行動変容）支援をARSで実施できます。

アンケート：一般的にプレゼンテーション後に質問紙を配布するアンケートも、ARSを用いるとその場で回答を得ることができ、集計もされる仕組みがあれば、主催者の手間が省けます（参考資料7、QRコード5）。

カークパトリック3レベルへ：プレゼンテーション後、オーディエンス学習者がそれぞれの現場で行動を変化させたと確認する仕組みを提供します。具体的には、その後の訓練の場を示し、そのような訓練の場に参加したいか尋ねたり、チャットワークのようなオンラインの仕組みで遠隔でも学び続けたいか尋ねたりします（参考資料8、QRコード6、参考資料9、QRコード7）。

JCOPY 498-04858

参考資料

1．ボローニャ大学講義風景。https://goo.gl/UXdGeg

2．ロジャー・シャンクによる学習の定義。Roger Schank. Expectation Failure: The Engine That Powers e-Learning, Chapter 4 in Designing World-Class E-Learning, New York, McGraw-Hill, 2002. p.69.

3．カークパトリック４段階評価。ISBN-13: 978-1607280088　参照。http://www.kirkpatrickpartners.com/Our-Philosophy/The-Kirkpatrick-Model（ＱＲコード８）、http://www.elc.or.jp/keyword/detail/id=82

4．事例、p.29-31。松本尚浩。麻酔科での訓練は患者安全な医療者の基本技能、https://goo.gl/3q9gfx（ＱＲコード２）。まず、オーディエンスが「患者安全知識」を持っているかの確認クイズ（https://goo.gl/hyEYTJ）に分かりやすい選択肢（https://goo.gl/KGdwAj）を示し、回答（https://goo.gl/JvUqHZ）を得ている事例

5．事例、https://youtu.be/F7xIlFThm9y（ＱＲコード３）

6．事例、p.25-30。松本尚浩。投票システム・オーディエンス反応システムを応用した大学授業（classrooms with voting systems in university）、https://goo.gl/XiQRPo（ＱＲコード４）。プレゼンテーションでは「ストーリーで学ぶ」手順（https://goo.gl/1p7CLE）を示し、学ぶことができるいくつかのストーリー（選択可能なストーリーの一例、https://goo.gl/SnrkYH）を呈示して、ストーリーを選びワークシートに取り組む授業形式の明示し（https://goo.gl/QPyWaq）、その場で記入するワークシート（https://goo.gl/indmEa）を呈示。オーディエンス個人個人が興味を感じる第一選択ストーリーを投票（https://goo.gl/o2T72Y）して、同じストーリー毎にグループでワークシートに取り組む。

7．事例、p.68-70。松本尚浩。責めない文化とデブリーフィング（blame-free＿

debriefing）、https://goo.gl/SCMbSt（QRコード5）。プレゼンテーションの終了間際にアンケートの時限（https://goo.gl/8V8SYd）を設けて、いくつかの質問（https://goo.gl/H2v1FM）実施し直ちに回答を得る。アンケート内容として、今後の周囲へのインパクト（https://goo.gl/8kxMgU）も尋ねたい。

8．事例、効果的フィードバック練習の勧め。https://youtu.be/EQJLAeQCP1I?t=1m44s（QRコード6）

9．事例、p.71-72。松本尚浩。責めない文化とデブリーフィング（blame free_debriefing）、https://goo.gl/SCMbSt（QRコード7）。プレゼンテーションしたある内容に関して、「今後も学びたいか?」意思を尋ねる問い（https://goo.gl/sENFRb）を示し、オーディエンスの学びを今後も支援する仕組みを明示（https://goo.gl/1xiftA）して、カークパトリック3レベルのプレゼンテーション成果を目指す。

参照QRコード

QRコード1：

QRコード2：

QRコード3：

QRコード4：

QRコード5：

QRコード6：

QRコード7：

QRコード8：

〈松本尚浩〉

Appendix ②

色覚の違いへの配慮

将棋で対戦相手の側から盤面を眺めることを、加藤一二三さんにちなんで「ひふみんアイ」というそうですが、プレゼンテーションも受け手の立場からどう見えているか、考えてみたいものです。ひょっとして想定外の見え方をしているかも……。

というのも視覚の中でも特に色の感じ方、色覚には個人差があり、赤で強調した！はずのものが地味な灰色に見えている場合もあるからです。文字や記号を赤にするとき、そこには「重要」「危険」「注意」といったメッセージが込められています。色覚の差があるとは、色が違って見えるだけでなく、そのメッセージが伝わりにくい、ということなのです。

1　実はたくさんいる「色覚異常」

いわゆる色覚異常の人は人口の何パーセントぐらいいるでしょうか？　男性の5％、女性の0・2％という数字は、正解ではありません。実は色覚異常は先天性だけでなく後天的にも生じ、そして後天性の方は、ほとんどの人に気づかれていないからです。

先天性色覚異常は、目の中の色を感じ取る錐体の変異によって起こり、一番多数派のいわゆる「正常色覚」をC型、赤色を感じにくいタイプをP型、緑色を感じにくいタイプをD型と呼びます。その他青色を感じにくいT型、すべての色を感じにくく視力障害を伴うA型がありますが実際はごくまれです。赤と緑は信号機のように安全にかかわる部分によく使われている色であり、とりわけ配慮が必要といえましょう。

後天性の色覚異常は、加齢や病気によって起こります。色覚は20歳代前半が一番鋭敏で、その後は低下していきます。加齢による変化は水晶体が変色し濁ること、瞳孔が縮小すること、網膜も加齢することが原因と言われ、50歳代では明らかな低下が見られます（学会の座長、論文の査読者に多いお年頃ではないでしょうか？）。茶色のサングラスを掛けたような色合いになり、

JCOPY 498-04858

青色が見分けにくくなると言われています。特に炎の一番温度の高い部分が見えにくくなるため、高齢者に多い着衣に着火する熱傷の原因と考えられています。黒と紺色の靴下の見分けがつきにくくなったら要注意です。しかし、視覚の情報は脳で経験から補正されるため、困ることは少なく、自覚している人はごく少数です。

ゲノム解析などにより、正常色覚といわれるグループも実は均一ではなく、赤が強く見える人、緑が強く見える人など多様性があることもわかってきています。また特異な場面ではいわゆる色弱者のほうが「有利」なこともあるといわれていますので、正常色覚が「優れている」わけではなく、色覚の個性と考えるべきでしょう。

先天性に限っても30人に1人、今日の外来にも1人や2人はいるはずの色弱者ですが、「色弱なので見やすくしてください」と頼まれたことがある方は少ないのではないでしょうか。おそらく彼らはひっそりと不便を甘受しているのです。

色覚の多様性を考慮に入れたデザインを色覚バリアフリーとか、カラーユニバーサルデザイン（ＣＵＤ）と呼びます。プレゼンをするなら、30人に1人の誰かの心にもしっかりと伝えたいものです。ありがたいことにこのバリアフリーはほんのすこし配慮するだけで実現でき、大工さんも介護保険も不要です！

その少しの配慮とはどんなものでしょうか。

2 色覚バリアフリーを目指そう

1．常に「色覚異常の人がこの場にいるかもしれない」という意識を持つ

先天性だけで30人に1人ですから、ちょっとした会議や集まりなら1人は含まれていてもおかしくありません。特に学校、臨床実習など、教育の場では一層の配慮が必要です。色覚異常に気が付いていない人も多いので、色の名前で答えさせるような質問をしないなど心掛けましょう。

webデザイナーの友人が当たり前にスマホアプリ（後述）で見えやすさを確認しているのを見て、医療の世界の方が色覚についてはずっと意識が低いのではと愕然としたものです。

2．色覚異常の人が苦手な色の使用を減らす、代わりの色を使う

苦手な色の筆頭は赤と緑ですが、それぞれ朱赤、青緑寄りにすると見分けやすくなるようです。

淡い色同士も見分けにくいため、使うときは枠で囲んだり、同じ色合いの濃色で影を付けたりしましょう。よくある女性用をピンク、男性用を水色にする表示などは、たいへん見分けにくい人がいるので、必ず文字や記号を併用しましょう。

色相ではなく明度の差をつけると見やすくなります。明るい色と暗い色の取り合わせにしましょう。

高齢者は黒と濃紺の見分けが難しいので、一緒に使わないのが望ましいです。

このようなことを配慮した、カラーユニバーサルデザインの推奨配色セットがあり、東京大学分子細胞生物学研究所のｗｅｂサイトからダウンロードすることができます（http://jfly.iam.u-tokyo.ac.jp/colorset/）。

こういう配慮をする手間がかけられないときは、ブルーのバックに文字は白と黄、と決め打ちにすると失敗が少なくなります。眼科の医師のパワーポイントは圧倒的にブルーバックに黄色の文字が多いと聞きました。

3. 字は大きく、太く、見やすいフォントで

色覚異常があると、色の「分量」が少ないとさらに見えにくいので、文字やマークは大きく、太く表示しましょう。文字の大きさだけでなく、行間や

配置も見やすさには重要です。文字に縁取りをしたり、影をつけたり、色の違う文字だけフォントを変えたりするのもよいでしょう。

4．地図やグラフを色分けするとき

色の名前を書き添える、境界線を書く、ハッチング（地模様）を入れるなどで識別しやすくなります。凡例は離れた場所に書かず、グラフ内に書き込むのがいいでしょう。折れ線グラフは色だけでなく、線の種類を点線などに変える、ポイントの形をそれぞれ違うものにすることで、色がわからなくても情報が伝わるようになります。表計算ソフトには「白黒印刷モード」にするとグラフ化したとき見分けやすい模様を入れてくれる機能を持つものがありますが、あまり活用されていないようです。

5．レーザーポインタを使うとき

ポインタも赤色光ではなく緑色のものを用いましょう（D型にはこの波長の光は黄色と区別がつきませんが、感じることはできます）。レーザーではなくＬＥＤを用いたポインタもあり、こちらは青や緑が選べます（たとえばプラス社ＬＥＤポインタ http://www.plus-vision.com/jp/product/laserpointer/#led01）。ポインタではなく指し棒や、画面上の矢印・カーソ

JCOPY 498-04858

ルを使うのも見えにくい人が少ない方法です。

6. 色に寄りかからないプレゼン方法を考える

大切なところを赤にして終わり、ではなく、フォントを変える、拡大する、適度にアニメーションを入れるなどの工夫をしましょう。

レーザーポインタで指し示すのではなく、強調したい部分を拡大したり、明るくしたりして示すようなプレゼンテーションツールも発売されています（ロジクール「スポットライト」https://www.logicool.co.jp/ja-jp/product/spotlight-presentation-remote?crid=11）。

7. 出来上がったものは必ず確認する

出来上がったプレゼン資料や配布物は、白黒コピーを取る、専用アプリを使うなどしてどのタイプの色覚の人でも見やすいか確認しましょう。

パワーポイントでは「グレースケール」で表示することで、見やすさをある程度確認できます。

私はスマートフォンの「色のシミュレーター」というアプリを使っていますが、スマホカメラを使うのと同程度の手間でP型、D型、T型の見え方が確認できます（http://asada.tukusi.ne.jp/cvsimulator/j/）。

アドビのフォトショップやイラストレーターにも，P型とD型の見え方をシミュレートする機能がついています．

もちろん可能であれば色弱者に確認してもらうことが一番良いわけです．見やすいデザインは誰にとっても好ましく快適なはず．私自身，色覚バリアフリーを意識するようになってから，プレゼン資料作成時の目の疲れが格段に減ったのは驚きでした．

NPO法人カラーユニバーサルデザイン機構（http://www2.cudo.jp/wp/）が，色弱者や家族の色覚相談，印刷物や各種商品，機械などのCUD認証などを行っています．たとえば東京都の防災マニュアル「東京防災」や調布市の「防災マップ」と「洪水ハザードマップ」が認証を受けており，どの色覚の人にも見やすさが保証されています．「東京防災」はkindleなどの電子書籍で無料配布されているので，ぜひ一度ご覧ください．

あなたの勝負プレゼン，見る人はどんな人でしょうか？　その注意書き，患者さんみんなの安全を守れますか？　ちょっとスマホで，確認してみましょうか？

〈大谷内真弓〉

Appendix ③

プレゼン前の緊張をどのようにコントロールするか?

1 どんなときに緊張するか?

私は、心理系の大学教員をやっていますので、学会での講演や大学での授業、偉い人たちのたくさんいる会議、病棟の看護師さんたちとのカンファレンスなどさまざまなプレゼンを行う機会があります。

最近は、「プレゼンの前に緊張する」ということをあまり意識することなく過ごしています。学会での講演などの大きな場でのプレゼンの前日でもそれ自身が自分へのプレッシャーになることはあまりありません。一方で最も緊張するのは、自分が企画し、司会やファシリテーターをするシンポジウムやワークショップのときです。このとき考えているのは、「お客さんが集まるだろうか?」「お願いしたプレゼンターはちゃんと趣旨に沿った話をするだろうか?」「時間を守ってくれるだろうか?」「自分が想定した内容とオーディエンスの期待があっているだろうか?」といったことがいろいろ頭を駆け巡ります。

数年前に、ある学会で「学会の将来のあるべき姿について考える」のようなパネルディスカッションを企画して、そのファシリテーターを担当したことがあります。このときは、前に並んだ演者の名前だけを表示したスライドだけを提示して、それぞれのパネリストの喋りだけで2時間議論をするということでセッションをスタートさせました。登壇をお願いしたパネリストは、それぞれの分野でも有名な論客の方々で、学会のあり方について外部からの視点で、いろんな角度からご意見を言ってもらうことになっていました。

当初の想定では、パネリスト間でのやり取りが発生し、それを適当に仕切っておけば、セッションとして成功するだろうと思っていました。しかし、最初に切り出した私の質問に対して、それぞれのパネリストは意見を述べられたあと、全部、司会者である私の方に話を戻すようになりました。その都度、次の話題を考えて別の人に話を振ってというのを繰り返さないといけなくなり、さらに時計をちらっとみるとあと1時間残っているということがわかり、冷や汗がでました。これが最近で一番緊張したプレゼンの場でした。

このときは、当初の緊張よりも始まった後の「ちゃんと終らせられるの

JCOPY 498-04858

か？」という緊張が強かったのではないかと思います。こういうときは、とにかく議論を盛り上げるという目的にフォーカスした対応をせざるを得なくなり、「緊張」どころではないという状態になっていたと言えるのかもしれません。

この経験は、人に喋ってもらって形を作るということ、すなわちファシリテーションという作業が実は最も難しいことであると思い知る経験になりました。企画者としては企画を成功させなければいけないという責任感がある一方で、それを自分だけではどうすることもできないという状況だからです。特に、そのときのシンポジストがこちらの設定した趣旨とは違う話を途中から始めて、さらに時間をオーバーするような展開になったときのこちらの感じるストレスは半端ではないものがあります。

一方で前述の招待された講演や自分自身がシンポジストとして喋る場合は、このような緊張を感じることはほとんどありません。これは自分の喋りたいことを喋るだけでいいので、企画が成功するかどうかの責任を感じる必要がないからです。あとから、自分の喋った内容が企画者の設定した趣旨に合っていたかどうかを気にすることもありますが、多くの場合、事前にセッションの趣旨の説明を受けていた場合は、その方向に沿った準備を全力でしますし、そうでない場合は、趣旨に合っていないというフィードバックをもらうことはほとんどないので、問題となることがありません。

2 心理学的な緊張とは

心理学的には、緊張状態の背景には、不安や恐怖があるといわれています。プレゼンテーションの場合の緊張とは、前述の例でいくと、「自分の話をオーディエンスが理解してくれるかどうかわからない」という将来の不確実性の認知により、情動的な反応（自律神経系の過剰な活動）が起こっている状態と定義することができます。

一般的に、緊張状態に対する心理学的対処法としていわれているのは、呼吸法や漸進的筋弛緩法などのリラクセーション法です。これらの方法は、注意を切り替えることで、自律神経系の過剰な活動をコントロールするための方法です。

自分が緊張していると気づいたときは、深呼吸をしたり、肩に力をいれて力を抜いたりすることで緊張を和らげることができます。

プレゼンの場面においては、これらのリラクセーション法は、それ自体の効果もありますが、それをプレゼン前の一連のルーチンとして取り入れることで、前述の不確実性を減少させる方法とすることができます。トップアスリートの多くも競技にルーチンを多く取り入れていますが、これも一連の動作を定型化することで不確実感を少なくし、緊張を和らげる効果があるのではないかと考えられます。

3　プレゼンにおける緊張のコントロールの方法

このように考えると、プレゼンにおける緊張をコントロールする本質的な方法は、不確実性を最小限にすることであるように思います。そのためにまず、プレゼンの企画者として重要なことは、企画の趣旨、すなわちオーディエンスに何を伝えたいかをきちんと説明し、その企画やプレゼンのスコープ（目的・期待値の大きさ）をはっきりとプレゼンターに伝えることです。

一方、プレゼンターはそれを理解し、きちんと準備をすることができれば「緊張」は小さくなると思います。もちろんプレゼンター自身が予め準備をしっかりすることで、プレゼンの見通しを十分につける努力も必要です。

しばしば、企画者のスコープがプレゼンターのキャパシティを超えてしまっていると感じた場合、プレゼンターは大きく緊張することになります。私のこれまでの経験では、そのような「緊張するプレゼン」の場は、プレゼンターを成長させるよい機会でもあります。その前提として、プレゼンの企画者が、オーディエンスにプレゼンターが身の丈を超えたプレゼンをしていることが伝わったとしても問題ないと考えている、すなわちプレゼン失敗のリスクをとっておく必要があります。そうでなければオーディエンスの不満足は、プレゼンターが一身に背負うことになり、次のプレゼンでのさらに大きな「緊張」を与えてしまうことになってしまうからです。

この観点から、プレゼンターとして、緊張や不安を感じた場合に必要なことは、あらかじめ企画者のスコープを確認し、自分のキャパシティにあったものかどうか、そしてそれは乗り越えるべきチャレンジであるか、必要な準備は何かをしっかり考える必要があります。

4　プレゼンの緊張を成長の原動力に変える

「緊張をあまり感じることがない」といいつつも、よくよく考えてみると、どんなに小さいプレゼンの機会であっても、それぞれのプレゼンの場で最初の一言を発するときに、必ず緊張感を感じています。

最近一番緊張するのは、誰かを説得するためのメールの文章を書いてそれを送信するときと、さらにそれへの相手の返信メールを見るときです。これはおそらく自分自身の対人不安的な要因があるからではないかと思います

JCOPY 498-04858

が、自分が話をすることで、何かが変わることへの期待感や失敗への不安が現れているのではないかと考えています。

この緊張感があるために、プレゼンの出だしの声が小さかったり、仕事の取り掛かりに時間がかかったりしており、これは自ら改善したい課題です。一方で、その思いがあるからこそ準備をがんばれたり、起こしたい変化に対していろいろ思いを巡らせたりする原動力にもなっていると感じています。

そう考えるとプレゼンの前の「緊張」は、我々にとって必要な体験でもありそうです。それをいかに自分の資産を貯めることや、チャンレンジをすること、大きな変化へのきっかけとできるかが、「緊張」への最善の対応方法であるのかもしれません。

〈平井　啓〉

JCOPY 498-04858

Appendix ④

意外と知らないスライド作成のコツ

1 素材・写真の使い方

1. 無料素材を無造作に使用しないこと

デザインでプレゼンテーションを活かすには、不恰好でも自分で撮影した写真などを使用することです。無料素材の被写体を使うのは手軽ですが、無料素材には飽きが出てきています 図15。そのため、スライドデザインに個性を出すには、無料素材は可能な限り控えて構成する必要があります。

2. スライドデザインに使用する写真撮影のポイント

写真の中に自分や知人が出てきたりすることで、その部分にはそれ相応の

コラム
フィボナッチ螺旋

フィボナッチ螺旋とは、数学者レオナルド・フィボナッチが考案したもので、自然界のなかにもこの螺旋は多く存在する。わかりやすいものでは、オウムガイの螺旋もその1つと

想いが入りやすくなり、必ずプレゼンには影響してきます。写真が下手でも、いわゆる黄金比（フィボナッチ螺旋：コラム）のルール通りに撮影をすれば、手軽にきれいな写真が自分自身で製作できます 図16。

され、素材自体を美しいと感じさせる比率を示す。

図15

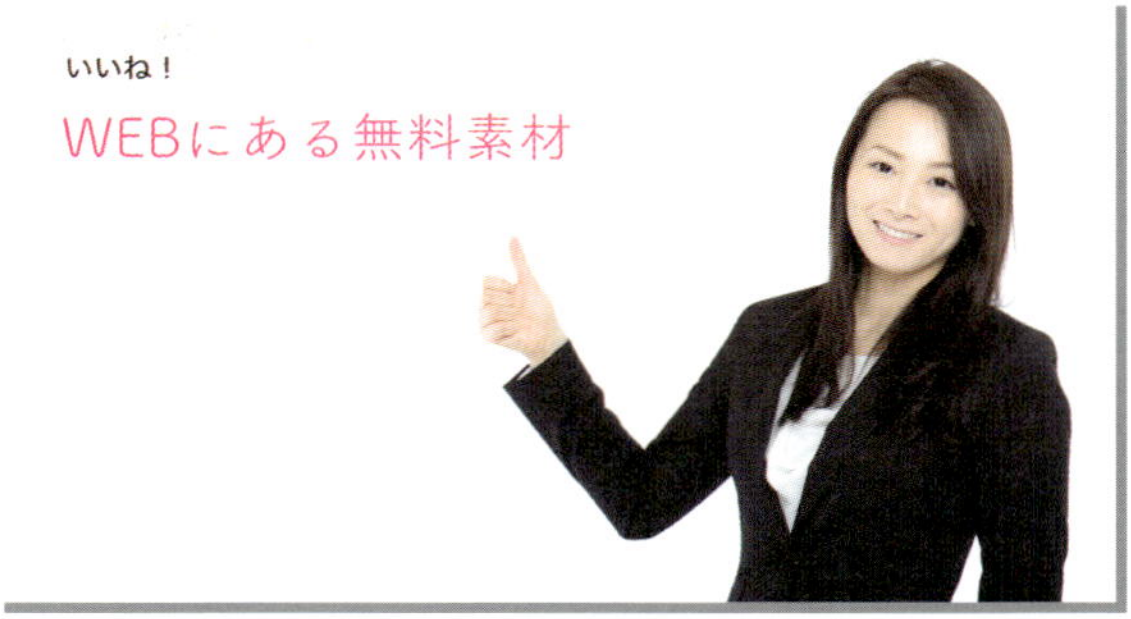

図16

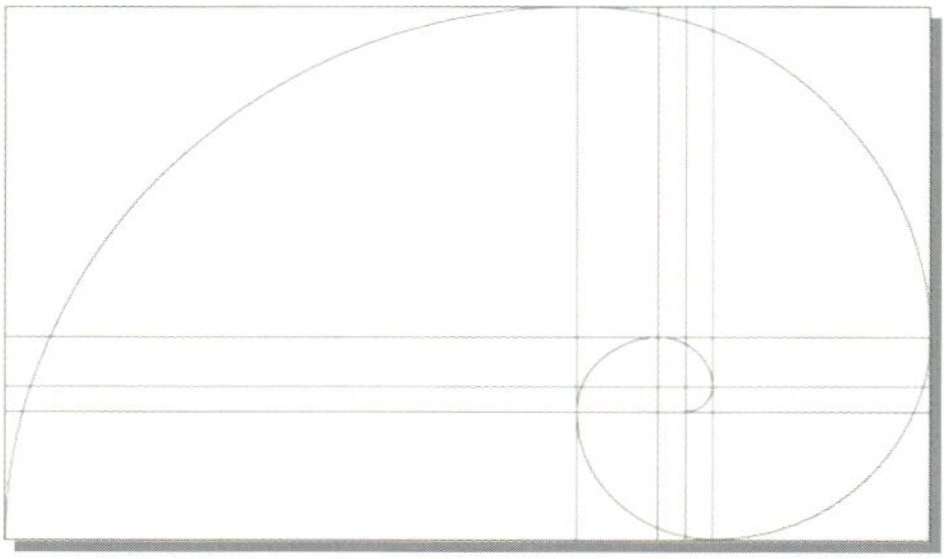

A．フィボナッチ螺旋

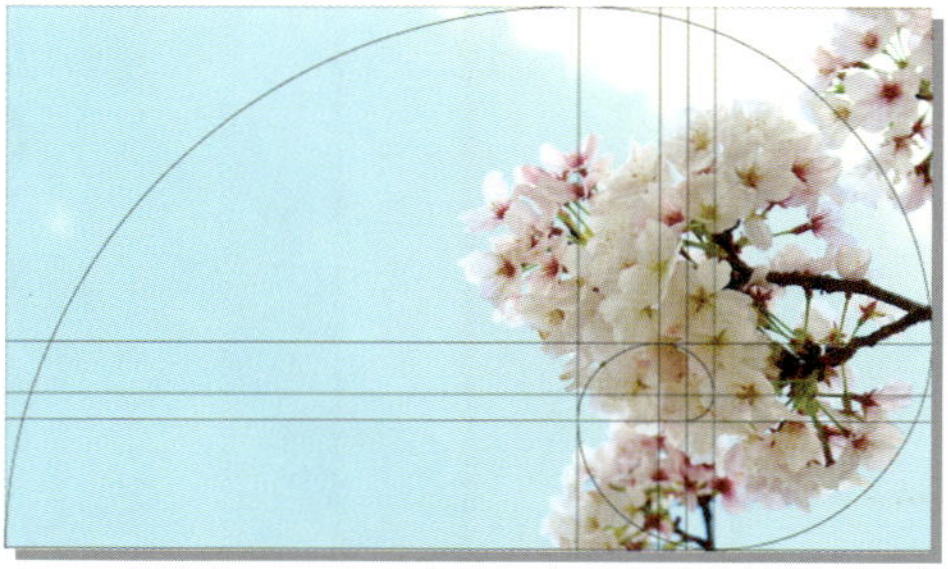

B．フィボナッチ螺旋あり

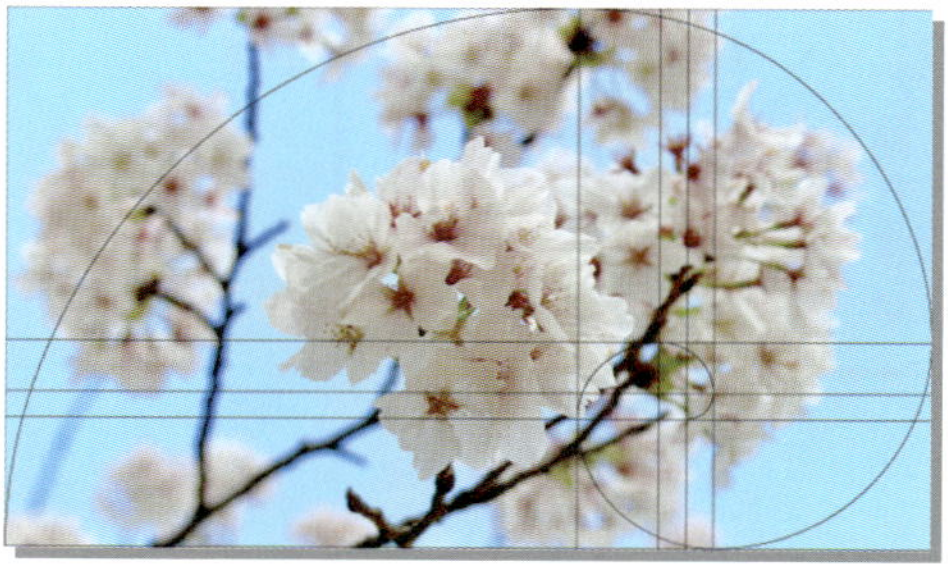

C．フィボナッチ螺旋なし

① 被写体を人物で表現する場合

人物は、顔の表情や体全体で写真を表現する場合が多く、それをスライドデザインに応用する場合にはコツがいります。表情の場合は、上半身が映ることを最低限の撮影範囲を意識します。表情が豊かな被写体は、思い切った顔のアップを使用すればデザイン溢れたスライドが完成します。背景に様々な環境が写り込んでいる場合、スライド全面にその写真を貼り付けます。文字位置は、表情が隠れない部分に配置すればデザイン性に優れたスライドが完成します 図17、18。

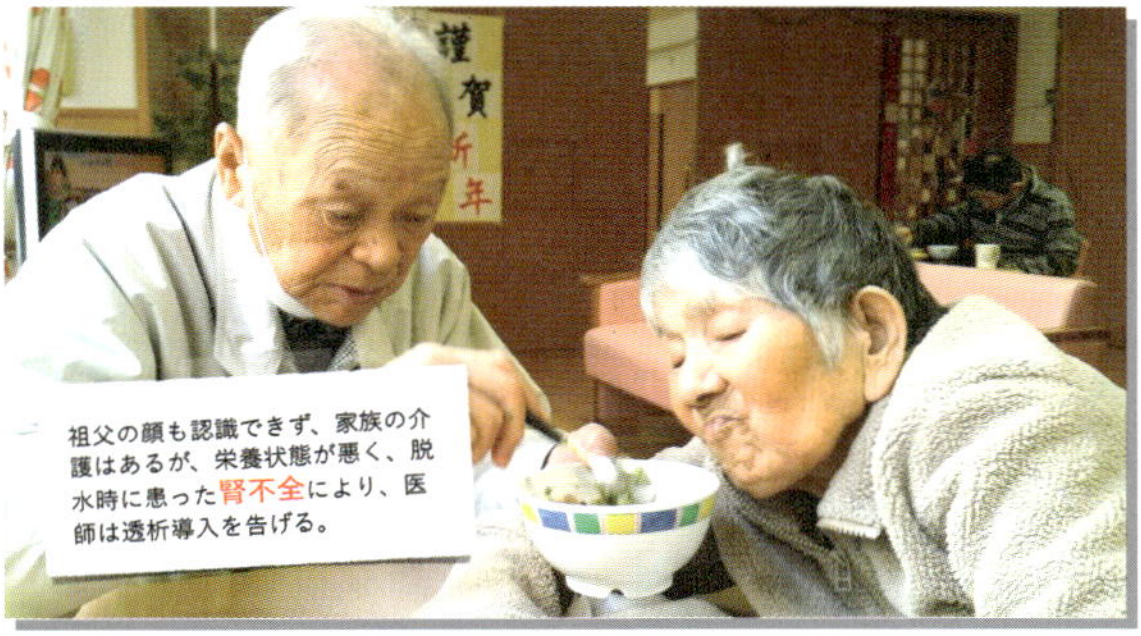
祖父の顔も認識できず、家族の介護はあるが、栄養状態が悪く、脱水時に患った腎不全により、医師は透析導入を告げる。
図 17

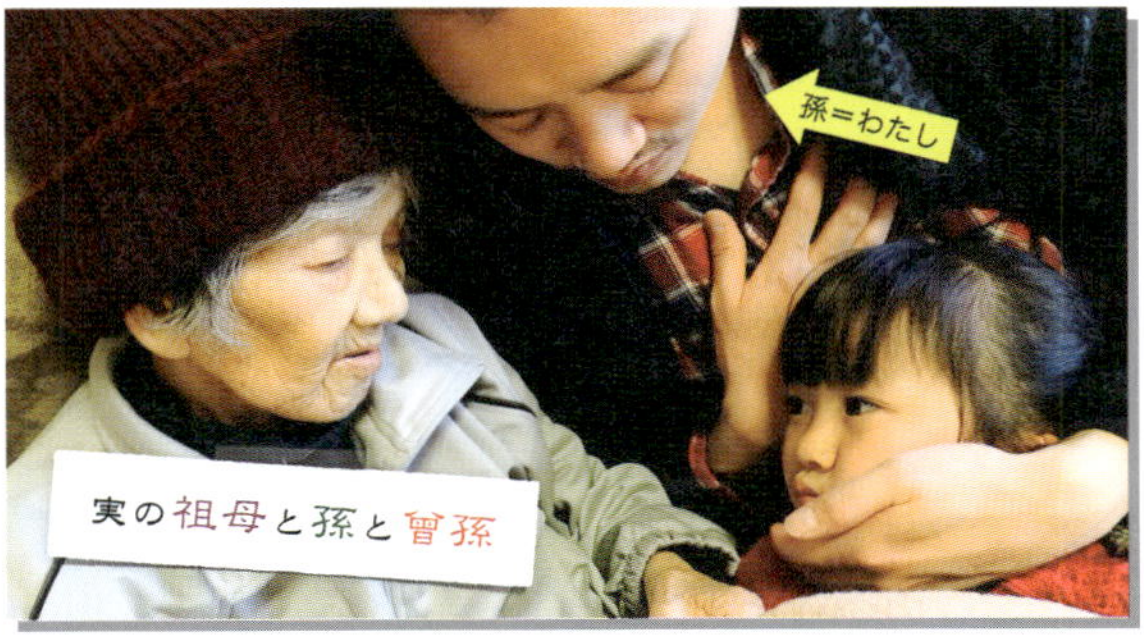
孫＝わたし
実の祖母と孫と曾孫
図 18

② 被写体を物で表現する場合

物をスライドで表現する場合は、余白の違和感をなくすために文字を入れることで全体を補正しがちになります。しかし、プレゼンで重要なことは文字を読むのではなく、自分の言葉を伝えることが最も重要です。親切心で記述した文章かもしれませんが、伝えたい本当の中身は、自分自身の使用感や想いをプレゼンすることです。思い切って記述した文章を省き、その物だけをシンプルにスライドのなかに置くことで、スライドデザインとプレゼンはより深みを増します 図19。あの故スティーブ・ジョブズも、iPhone に対する情熱を1枚のスライドで熱弁します。それは、その物に対する想いが込められているからです。

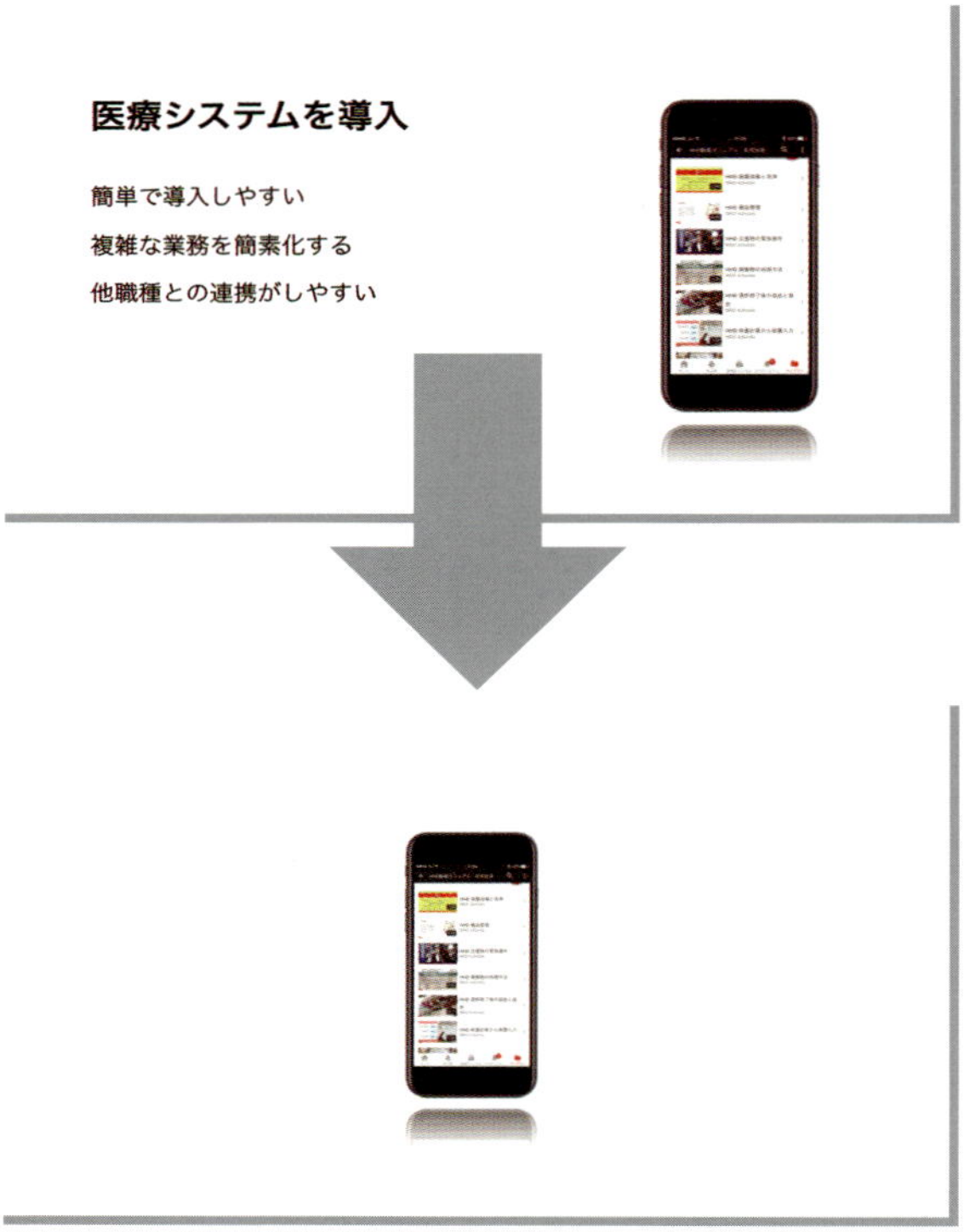
医療システムを導入
簡単で導入しやすい
複雑な業務を簡素化する
他職種との連携がしやすい

図19

2 トップスライドの工夫

プレゼンに一致する素材を用いて、トップスライドを構成することは基本です。しかし、自分のプレゼンに初めから引き込むには、オーディエンスの視線を引き付ける必要もあります。時と場合にもよりますが、自分の想いが入った思い出のような写真を無理にでも使うことで、プレゼンのモチベーションは変わります。緊張してプレゼンが苦手な人こそ、トップスライドからこだわってみてはいかがでしょうか 図20。

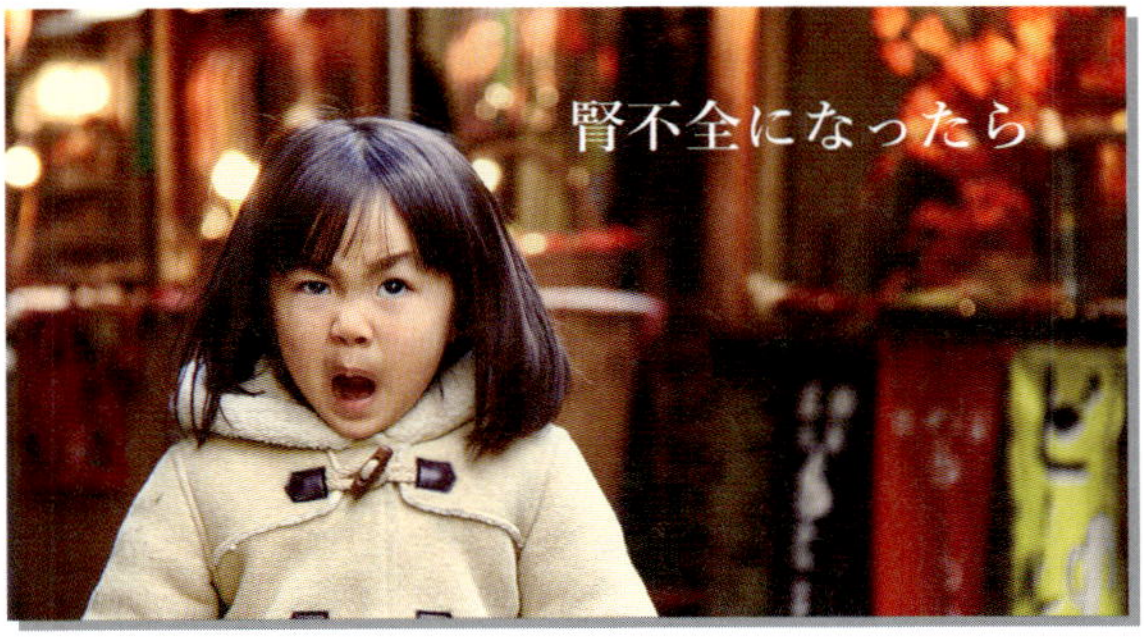

図20

3 フォントの応用と選択

1．基本はゴシック体だが、ときには明朝も必要

フォントは画像と同じ印象を与えて、ときにはデザインを制することもあります。一般的には、背景に画像素材を使用してデザイン性の優れたスライドを製作しますが、優れたスライドのなかには、文字のみで構成されたものもあります。

①1種類のフォントで1文を表現する

本当に伝えたいことを読み原稿のように長々と書くのではありません。1番伝えたいことをキャッチフレーズのように短文化し、背景を黒や白などの1色で設定してゴシック体で表現してください 図21。そうすることで、オーディエンスに1番伝えたい言葉を、視覚的にインプットさせることが可能です。ゴシック体は、オーディエンスに対してメリハリをつける印象を与えます。スライドが短文化されたシンプルなものなら、プレゼンでは声量をワントーン上げることで強調した表現を可能とします。

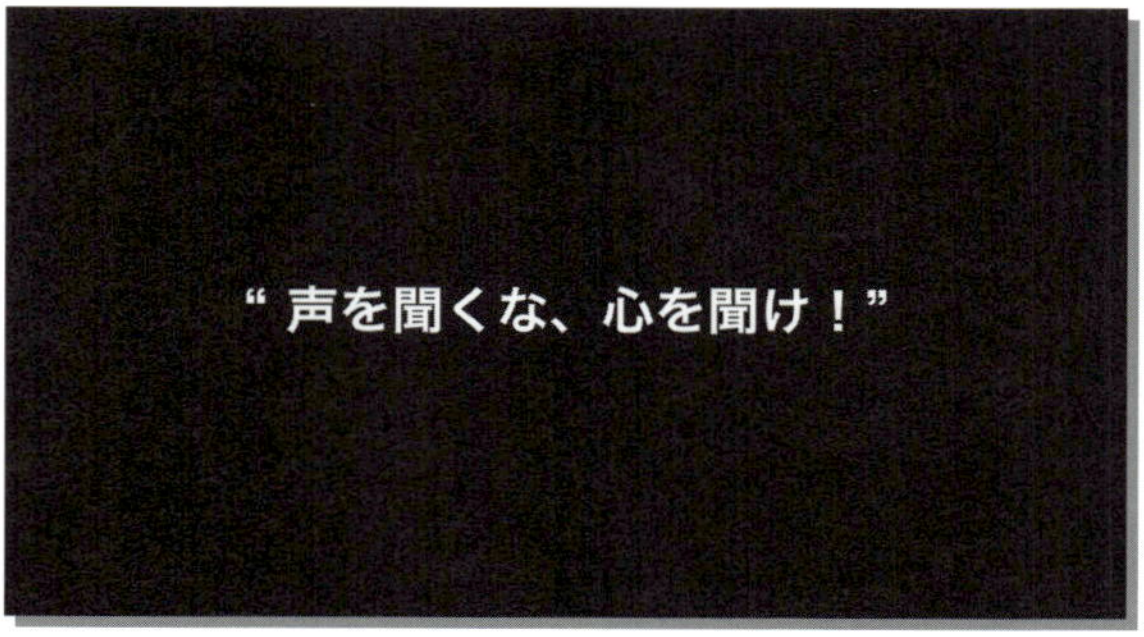

図21

② フォントを使い分けて表現する

基本は画像素材と組み合わせる場合でもゴシック体を使用しますが、ときにはその素材に適合するようなフォントを組み合わせることで、表現力豊かなスライドが製作できます。ゴシック体はフォント自体が角ばっているため、『固い・強い・存在感』などのイメージになります。明朝体ではフォントが緩やかな曲線で描かれているため、『柔らかい・滑らか・上品さ』などのイメージが強くなります。このゴシック体と明朝体を使い分けることで、スライドで伝えたい表現を明確化することが可能です 図22。

〈近藤昭彦〉

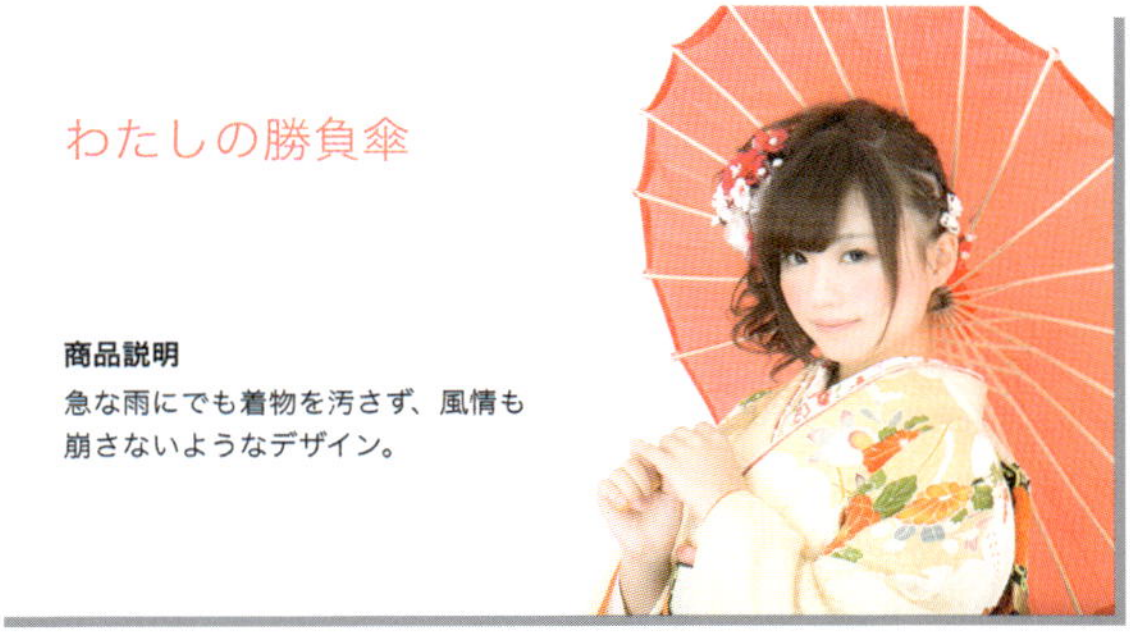
わたしの勝負傘
商品説明
急な雨にでも着物を汚さず、風情も
崩さないようなデザイン。

A．ゴシック体のみ

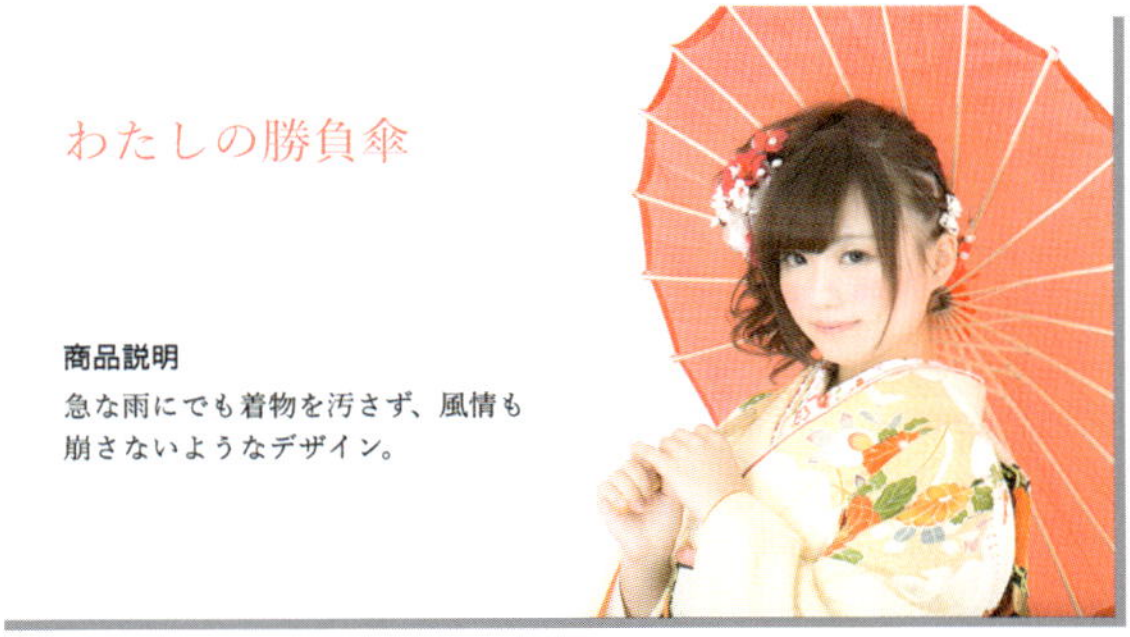
わたしの勝負傘
商品説明
急な雨にでも着物を汚さず、風情も
崩さないようなデザイン。

図22　B．ゴシック体と明朝体の組み合わせ

その他：便利なサイトの紹介

https://pixabay.com/ja/：無料の写真、イラストレーションがいっぱい

http://pictogram2.com/：ピクトグラムがいっぱい

http://yajidesign.com/：矢印がいっぱい

http://spc.askul.co.jp/showin/pp2010_index.html：チラシ作りに

おわりに

正直に言って、私は自分のプレゼンに自信がありません。

「ここまで書いてきてなんだよ！」と言われそうですが、自信満々であるのはかえって危険というのは、本文に書いた通りです。ただ、それ以上に、この本を書き終えた今でも、プレゼンが得意なほうだ、と言える自信すらないのです。お会いしたことがある人はわかるかもしれませんが、大して社交的でもなく、どちらかというと、人見知りで、進んで人の輪に入っていくようなタイプではありません。日常的なコミュニケーションは下手な部類に入ると自分では思っています。

ただ、ある役割が与えられると、うまくコミュニケーションが取れるのだということも最近はわかってきました。患者さんと相対する医師としての役割、研修会やセミナーを運営するディレクターとしての役割、そして、プレゼンをするプレゼンターとしての役割。役割が決まってしまえば、そのなかで何を考え、どう動くのがよいのか、それを考えるのはどうも得意だったようで、ここまでなんとかやってこれたのだと思います。

プレゼンについては、この10年間ほど、所属する日本緩和医療学会から、緩和ケアの研修会を指導する「役割」を与えられ、自らがプレゼンすること、プレゼンの在り方を教えるという2つのことをやってきました。それが、プレゼンについて考え始めたきっかけです。その後、有難いことに、多くの講演やセミナーをさせてもらう機会があり、気が付けば、常にプレゼンのことを考えている自分がいました。

そしてあるとき（これはわりと最近です）、講演や研修会といった〝プレゼンらしい〟もの以外にも、他の人に患者さんのことを申し送ることや、新しい薬剤の採用を病院に持ち掛けること、さらには妻に携帯を新調したいと伝えること、これらは全部「プレゼン」だということに気がつきました。すなわち、生活はプレゼン、人生はプレゼン、デカルトに倣えば「われ思う、ゆえにプレゼン」なのです。

でも、そうしてたくさんやっているプレゼンですが、たいていやりっぱなしで、誰からもフィードバックをもらっていないということにも気がつきました。もちろん、講演後に感想をもらうことはありますが、その日のプレゼンの良し悪しを指摘してくれる人はそうそういません。

そこで、お互いにプレゼンをし合って、フィードバックをし合い、プレゼンのスキルを磨く場を創ることを思い立ちました。そして、その場は私のように、プレゼンに自信がなく、人見知りであっても、気軽に参加できる場所でなくてはならない。それで様々勘案し工夫してできたのが、プレゼンテーションクラブ「プレクラ！」です。全国の有志で立ち上げ、プレ開催を行い、今後全国に広げていく計画です（プレクラ！の詳細についてはＨＰ https://www.presenclub.com/ をご覧ください）。プレクラ！を準備している中で、「プレクラ！のテキストみたいなのがあったらいいよねえ」ということが話題となりました。私は〝常にプレゼンのことを考えて〟いましたので、考え溜めていたことを、この機会に文章に起こしてみました。それでできたのが本書です。

中外医学社の鈴木真美子さんが、この思いつきのアイデアをしっかり受け止め、出版まで導いてくれました。この場を借りて謝意を表したいと思います。Appendix を担当してくれた松本さん、大谷内さん、平井さん、近藤さんは、プレクラ！の同志でもあります。皆さんの記述により、本書がより本質的かつ実践的なものになりました。ありがとうございました。

最後になりましたが、読者の皆さん、この度は本書を読んでいただいて本当にありがとうございました。本書を読んで、プレゼンをしたくなったら、ぜひプレクラ！にでかけてください。皆さんとプレゼンについて語り合える日を心待ちにしております。

２０１７年11月　阿部泰之

JCOPY 498-04858

プレゼンテーション クラブ！

プレクラ！フィードバックシート

1 自己開示

□ 自己開示をしていた
□ 自身の失敗も含めた開示だった
□ どういう人なのかが伝わってきた

MEMO

□ Average
□ Good!
□ Great!!
□ Excellent!!!
□ Amazing!!!!

2 話す力

□ 話すテンポが適切だった
□ 声量、抑揚が適切だった
□ 間のとり方がよかった
□ 強調点、重要なポイントが明確だった

MEMO

□ Average
□ Good!
□ Great!!
□ Excellent!!!
□ Amazing!!!!

3 表現力

□ 自信をもって発表していた
□ 理解してもらおうとする熱意、誠意が伝わってきた
□ 表情がよかった
□ ジェスチャーなど非言語的コミュニケーションを使っていた

MEMO

□ Average
□ Good!
□ Great!!
□ Excellent!!!
□ Amazing!!!!

4 双方向のプレゼン

□ オーディエンスに視線を送っていた
□ 挙手を促していた
□ 考える時間を作っていた
□ バズグループ、ロールプレイなどを使っていた

MEMO

□ Average
□ Good!
□ Great!!
□ Excellent!!!
□ Amazing!!!!

5 オーディエンスの承認

□ オーディエンスを気遣っていた
□ オーディエンスとして認められていた気がした
□ オーディエンスの学びに配慮していた

MEMO

□ Average
□ Good!
□ Great!!
□ Excellent!!!
□ Amazing!!!!

6 アイデア・影響力

□ シナリオ（展開）がよかった
□ 内容に確からしさがあった
□ プレゼンを聞いて自分の行動が変わりそう
□ プレゼンを聞いて社会が良くなりそう

MEMO

□ Average
□ Good!
□ Great!!
□ Excellent!!!
□ Amazing!!!!

日　付／　年　月　日

タイトル／

プレゼンター／

オーディエンス／

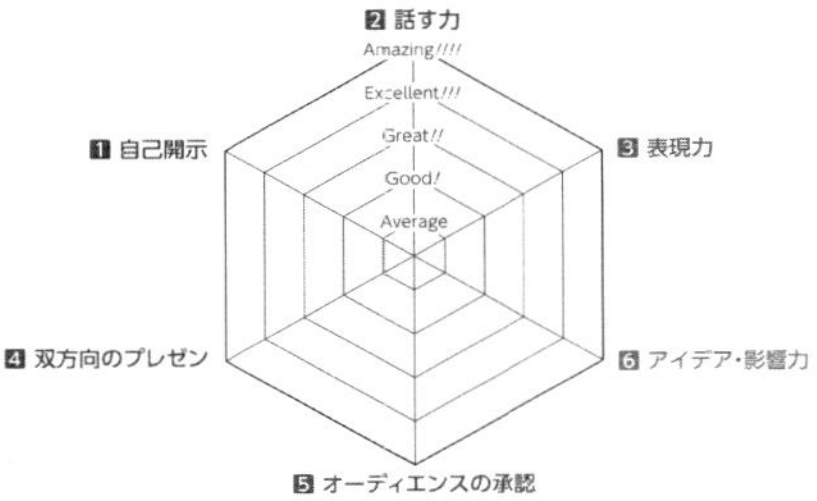

わ行

欧文

索 引

【著者紹介】

阿 部 泰 之（あべやすし）

旭川医科大学病院緩和ケア診療部 副部長／講師
日本緩和医療学会 緩和医療専門医，医学博士
ケア・カフェ® 発案，代表者　http://www.carecafe-japan.com/
絵本作家　https://www.facebook.com/ehon.abeyasushi/
プレクラ！代表　https://www.presenclub.com/

◆略歴◆

1972 年　長野県に生まれる．
1999 年　旭川医科大学卒業．整形外科医として主に骨軟部腫瘍の診断，治療に従事．
2006 年　旭川医科大学病院緩和ケアチームの立ち上げ．
2007 年　同大学の緩和ケア診療部と精神科を兼任（2007 年～ 2010 年）
2010 年　現職（10 月～）

◆著書◆

ナニコレ？痛み×構造構成主義―痛みの原理と治療を哲学の力で解き明かす
南江堂，2016.
じぶんできめるって？（絵本）　文芸社，2013.
万華鏡とサクラ（絵本）　最新医学社，2014.
イタタタ　た（絵本）　最新医学社，2015.

技術《ぎじゅつ》1割《わり》のプレゼン ©

発　行　2018年 6月 5日　1版1刷
　　　　2018年10月25日　1版2刷

編著者　阿《あ》　部《べ》　泰《やす》　之《し》

発行者　株式会社　中外医学社
　　　　代表取締役　青木　滋
　　　　〒162-0805　東京都新宿区矢来町62
　　　　電　話　(03)3268-2701(代)
　　　　振替口座　00190-1-98814番

印刷・製本/三和印刷(株)　＜MS・YT＞
ISBN978-4-498-04858-4　Printed in Japan